# 前線医療の
# 処置マニュアル
Front Line Medical Care

著 佐々木 勝
内閣官房参与／東京都保健医療公社 副理事長

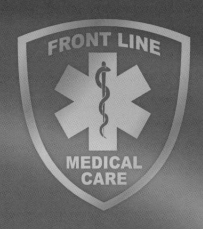

株式会社 新興医学出版社

# Front Line Medical Care

Masaru SASAKI

© First edition, 2017 published by
SHINKOH IGAKU SHUPPAN CO., LTD TOKYO.
Printed & bound in Japan

# 序　文

　2015年の安全保障関連法案（安保法）の改正に伴い、その是非について活発な議論がなされている。しかし、その議論は安保法改正の是非を問うことに終始し、活動する自衛隊員の安全安心に直結する医療問題が置き去りにされている。これまで自衛隊は安保法改正以前から安全な活動と称して海外でPKO活動を行っているが、安全神話の幻想に埋没し、万が一の医療体制すら論じられていない。想定外の想定を行い対処することこそが現代の危機管理であり、想定外のことが起こったからと許される時代ではない。危機対処の基本原則は「最悪を想定し最良の結果を目指す」ことであり、これは医療の世界にも通じる基本原則である。

　安倍晋三総理のいうように「血を流してこそ同盟」というなら、その血を止めるのは、我々医療職の務めである。幸いに我が国は第二次世界大戦以降、戦争経験がなく平和であった。これは何よりも代え難いことであるが、一方、戦傷医療に関してはあまりにも無力である。本来はこの目的は防衛医科大学校にあったはずであろうが、残念ながら、現状でその目的を果たしているとは言い難い。また、自己完結型の自衛隊が医療以外に関してはその能力をいかんなく発揮しているのは自他共に認めるところであるが、しかし、医療に関しては臨床的経験や知識が乏しく、実際の戦傷医療に対応できるのか、との疑問が残る。故意に人を傷つける戦場という環境下での医療行為は、医療に関する考え方も異なっており、民間が代用できるものでもなく、自衛隊医療体制の根幹をなす部分でもある。

　また、2020年東京オリンピック・パラリンピック開催に向け、安全安心な東京を考える上ではテロ対策は必須である。テロは損傷行為自体においては形態を変えた戦争であり、危険の潜む現場活動は民間の活動の延長線上にはなく、前線救護活動の経験や知識・技術が求められる局面である。

　2015年4月22日から防衛省により「自衛隊の第一線救護における適確な救命に関する検討会」が開始され、ようやく戦傷医療の第一歩を歩み出したところである。国を守る自衛隊員の活動を医療的側面から支えることこそ喫緊の課題であり、本書が戦場における彼らの生命、機能を守るための道標として活用されることを望む。


2016年11月11日


内閣官房参与／東京都保健医療公社 副理事長

佐々木　勝

# CONTENTS

序文 ……………………………………………………………………………………… 3

## 1章 戦傷医学と TCCC

### 1. 戦傷傷病者治療戦略（TCCC） …………………………………………… 8
1. 戦場における治療戦略システム ……………………………………………… 8
2. 米国における TCCC の普及 …………………………………………………… 9
3. TCCC の目標と治療原則 ……………………………………………………… 9
4. TCCC における前線医療 ……………………………………………………… 10

### 2. 戦傷医学の基本 …………………………………………………………… 12
1. 平時の救急医療と戦傷医療の違い …………………………………………… 12
2. 戦死・戦傷分析 ………………………………………………………………… 12
3. 戦傷の疫学 ……………………………………………………………………… 13
4. 戦傷医学・医療の方向性 ……………………………………………………… 17

## 2章 前線医療：CUF・TFC・TEC の実践

### 1. 砲火下の医療（CUF） …………………………………………………… 20
1. CUF の基本的行動 ……………………………………………………………… 20
2. CUF における主な外傷 ………………………………………………………… 23
3. CUF における止血 ……………………………………………………………… 24
4. CUF における気道確保 ………………………………………………………… 26
5. CUF における頸椎保護 ………………………………………………………… 26

### 2. 戦術的野外医療（TFC）①　―基本処置：MARCH― ……………… 27
1. M：大量出血 …………………………………………………………………… 28
2. A：気道 ………………………………………………………………………… 32
3. R：呼吸 ………………………………………………………………………… 34
4. C：循環（輸液） ……………………………………………………………… 36
5. H：低血圧、低酸素症、頭部外傷、低体温 ………………………………… 44

### 3. 戦術的野外医療（TFC）②　―その他の外傷処置― …………………… 46
1. 眼外傷 …………………………………………………………………………… 46
2. モニタリングと外傷の再評価 ………………………………………………… 46
3. 疼痛管理 ………………………………………………………………………… 47
4. 抗生剤 …………………………………………………………………………… 49
5. 戦場における心肺蘇生術（CPR） …………………………………………… 51
6. 敵兵の治療 ……………………………………………………………………… 51

## 4. 戦術的後送医療（TEC） ································· 52

1. 気道確保 ···························· 53
2. 呼吸 ·································· 54
3. 出血 ·································· 55
4. 静脈路確保 ·························· 56
5. トラネキサム酸（TXA） ··············· 56
6. 頭部外傷 ···························· 56
7. 輸液蘇生 ···························· 56
8. 低体温予防 ·························· 58
9. 穿通性眼外傷 ························ 60
10. モニタリングと生体力学 ·············· 60
11. 疼痛管理 ···························· 60
12. 抗生剤 ······························ 62
13. 熱傷 ································· 62
14. ショックパンツ（pneumatic antishock garment: PASG） ··········· 64
15. 心肺蘇生 ···························· 65
16. 敵兵の治療 ·························· 66
17. 記録 ································· 66


## Column

ゼロカジュアリティ ····································· 11
防衛省コンバットメディカルコントロール ·············· 18
経口腔粘膜フェンタニルの使用について ·············· 51


## 付録① Echelon の治療システム ················· 68
## 付録② TCCC の基本と要点 ······················ 72
## 付録③ 各種資器材と処置法 ····················· 78
## 付録④ 参考文献 ································· 91


## 索引 ················································ 95

本文イラスト／下山まどか

# 1章

# 戦傷医学とTCCC

1. 戦傷傷病者治療戦略（TCCC）
2. 戦傷医学の基本

# 1. 戦傷傷病者治療戦略（TCCC）

## 1. 戦場における治療戦略システム

　2001年米軍は、「Committee on Tactical Combat Casualty Care（戦傷傷病者治療戦略会議）」を通して戦傷傷病者の治療と予後の改善を目的に、戦闘現場における外傷治療の正式なシステムを作った。2004年に実施されたこのシステム（EchelonまたはRoleと呼ばれる）は米国外傷治療システムを基礎とし、戦傷傷病者治療戦略（tactical combat casualty care：TCCC）の概念を組み入れた5段階式の治療構造である（図1）。2006年から戦場の実践モデルとして適用されている。このシステムの導入により、米軍の戦闘死亡者数は減少し、ベトナム戦争での死亡率15.8％から「不朽の自由作戦（operation enduring freedom：OEF）」や「イラクの自由作戦（operation Iraq freedom：OIF）」では死亡率が9.4％

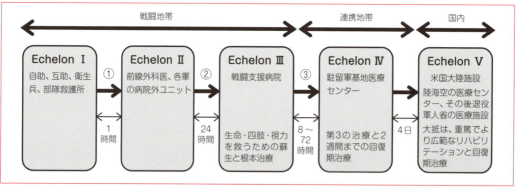

図1　5段階の治療レベル（Echelon）

①：傷病者搬送（casualty evacuation）、②：戦術的搬送（tactical evacuation）、③：戦略的搬送（strategic evacuation）
（Gerhardt RT, Mabry RL, De Lorenzo RA, et al.: Chapter 3: Fundamentals of Combat Casualty Care. Savitsky E, Eastridge CB eds.: Combat Casualty Care−Lessons Learned from OEF and OIF. The Office of The Surgeon General Borden Institute, Fort Detrick, pp85-120, 2012（http://www.cs.amedd.army.mil/borden/book/ccc/UCLAchp3.pdf）より引用して改変）

表1　RoleとEchelonの関係

| RoleⅠ | RoleⅡ | RoleⅢ | RoleⅣ |
|---|---|---|---|
| EchelonのレベルⅠとⅡ（FSTはいない）に相当する病院外、外科前治療 | 病院外ではあるが、前線の蘇生外科治療能力と高位の蘇生技術を持つ | 戦場の病院施設Echelonのレベル Ⅲに相当 | EchelonのレベルⅣとⅤに相当 戦闘区域外の外科的、回復期、リハビリテーション加療を行う |
|  | 各軍の医療ユニット：FST（陸軍）、FRSS（海軍）、MFST（空軍） |  |  |

RoleではNATOに合わせるためEchelonシステムを改善し、NATOシステムを外科治療の有効性と洗練に基づき簡略化した。
（Gerhardt RT, Mabry RL, De Lorenzo RA, et al.: Chapter 3: Fundamentals of Combat Casualty Care. Savitsky E, Eastridge CB eds.: Combat Casualty Care−Lessons Learned from OEF and OIF. The Office of The Surgeon General Borden Institute, Fort Detrick, pp85-120, 2012（http://www.cs.amedd.army.mil/borden/book/ccc/UCLAchp3.pdf）より引用）

にまで減少した。この体制は NATO にも普及し（表1）、世界の戦場に急速に広がっている。

## 2. 米国における TCCC の普及

　米国では戦場で死亡する戦傷傷病者の約 90％ が医療施設に搬入される前の死亡であったことから、combat medics（陸軍の衛生兵）、corpsmen（海軍の衛生兵）、pararescuemen：PJs（空軍の衛生兵）より行われる戦傷に対する治療の重要性が論議された。米国軍隊の戦場医療従事者（combat medical personnel）は現在では TCCC ガイドラインに準拠して戦場で処置を行っているが、当初 TCCC は米軍特殊作戦司令（the U.S. Special Operations Command：USSOCOM）における生体医学的研究プロジェクトとして開始された。1996 年に TCCC の原本が Military Medicine（米国の軍陣医学雑誌）に公表され、その後 12 年間は恒常的な進歩と各戦場用に個別化され、TCCC 委員会（the Committee on TCCC）によって基本に従って最新化されている。TCCC 委員会は外科医、救急医、軍医、陸・海・空軍の衛生兵から構成され、戦場での外傷処置技能の向上と改善を続け、1998 年に病院前外傷救命処置（Prehospital Trauma Life Support：PHTLS）実行委員会と連携を結び、2004 年に米軍外科研究所（the U.S. Army Institute of Surgical Research：USAISR）と重要な連携を結んだ。USAISR はアフガニスタン、イラクでの戦死者の「防ぎ得た死亡（preventable death）」の原因について最初の分析を行い、全ての戦闘員に基本的な TCCC の必要性を強調した。USAISR はその後、戦場の初期対応者（battlefield first responder）に焦点をあてた研究を発展させ、タニケット、止血用資材、結合部タニケット、胸部シール、病院前輸液蘇生などについて飛躍的な報告を発表した。この仕事により USAISR は戦場外傷処置と治療戦略の評価において米国防衛省（the U.S. department of Defense）の指導的立場を確立した。USAISR は TCCC のスポンサーである USSOCOM に、最新の TCCC 技術を与えた特殊部隊が戦闘から帰還した時に訓練と装備についてのフィードバックを確実に得られるよう求めた。このフィードバックの成果により、やがて特殊部隊に加えて通常部隊にも適用される TCCC システムが構築された。

## 3. TCCC の目標と治療原則

　TCCC には、①傷病者の治療、②さらなる傷病者の予防、③作戦遂行、という大きな3つの目標がある。TCCC の主な戦略内容を表2に示す。
　TCCC の治療原則は、戦場における死亡率の多くを占める、四肢の損傷による制御困難な出血、緊張性気胸、顔面上顎骨折による気道閉塞、による「防ぎ得た死亡」を最大限減らすことである（図2）。

表2　TCCC の戦略内容

- 戦闘状態に沿った戦傷医療の3段階区分
- タニケット使用
- 戦場での抗生剤使用
- 輸液蘇生
- 鎮痛
- 経鼻・経口エアウェイ
- 外科的気道確保
- 緊張性気胸の積極的加療
- 人材
- シナリオ訓練
- 良き医療を伴う良き戦略

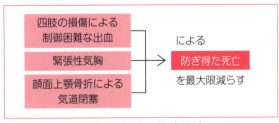

図2　TCCC の治療原則

(Tang N, Gerold KB, Carmona R: 13. Tactical and Protective Medicine. Bledsoe GH, Manyak MJ, Townes DA eds.: Expedition and Wilderness Medicine. Cambridge University Press, pp165-173, 2009 より引用)

## 4. TCCC における前線医療

　敵と交戦中の医療（前線医療）は、戦況を鑑み、砲火下の医療（care under fire：CUF）、戦術的野外医療（tactical field care：TFC）、戦術的後送医療（tactical evacuation care：TEC）*の3つの段階に分け定義されている（図3）。

　戦場では意図的な相手への殺傷行為を行う。その戦場における医療行為である以上、医療行為を提供する側も敵からみれば攻撃の対象であり、その安全性に関しては特段の配慮が必要である。CUF、TFC、TEC の各段階の安全や医療行為などは表3のようにまとめられている。

| 戦場 | 戦場域内 | | | | | | 戦場域外 |
|---|---|---|---|---|---|---|---|
| 戦闘区域 | 戦闘地域 | | | 非戦闘地域 | | | |
| 戦闘行為 | 砲火下 (under effective fire) | 戦闘行為 (under non-effective fire)<br>敵対火中ではないが医療資源は制約されている | | under non-fire | | | |
| 米国 | Role1 | | | Role2 | Role3 | Role4 | Role5 |
| | 自助、互助、衛生兵 | | | 一次救命処置、病院外移動治療 | 蘇生、初期外傷治療、ダメージコントロール | | |
| TCCC | CUF | TFC | TEC | FST (forward surgical team) CRTS<br>前線外科チーム、戦闘蘇生チーム | CSH (combat support hospital) Hospital ship<br>戦闘支援病院、病院船 | Landstuhl Regional Medical Center<br>駐留軍基地医療センター | CONUS (continental United State)<br>米国大陸 |
| | 最も有効なアプローチは戦闘に勝つことと負傷者を安全な場所に移動させること | 気道確保と止血処置が通常は可能 | 高度な医療支援で高度な蘇生が行われ、野外病院へ搬送 | | | | |
| 日本 | | 連隊収容所等 (衛生小隊：医師1名) | | 師団等収容所 (後方支援連隊等 衛生隊：医師2名) | 野外病院 (方面衛生隊) | | |

前線医療
戦闘行為を継続するための医療
医療が主体ではなく作戦が主体

図3　治療レベル体系

---

＊ TEC の用語について：米国救命士協会（NAEMT）が公開している医療者のための TCCC ガイドライン「TCCC-MP Guidelines and Curriculum」では、TCCC の第3段階を tactical evacuation care ／ tactical evacuation ／ TACEVAC ／ TEC ／ TACEVAC care などの用語で説明しており、表記が一定していない。また、他の類書でも同様に第3段階の呼称にばらつきがあり、統一性がみられない。本書では混乱を避けるため、TCCC の第3段階「戦術的後送医療」を指す場合は、全て「TEC」に統一して解説した。

1. 戦傷傷病者治療戦略（TCCC）

### 表3　CUF、TFC、TECの安全と医療行為

| CUF | ①戦闘中なら、さらに負傷しないように身を隠し、仲間がいるなら守る<br>②止血困難な四肢からの出血が戦場での死亡の9%を占め、防ぎ得た死亡の60%を占める<br>　⇒戦闘下において、止血を迅速に、かつ根本止血することは不可能であり、タニケットを使用する<br>　⇒生命を脅かさない出血はTFCまで延期する<br>③気道確保はTFCまで延期する<br>　⇒感電死、溺水、低体温の非外傷性心肺停止（CPA）以外は、心肺蘇生法（CPR）は原則禁忌である<br>④頸椎保護は医療者には危険である（戦闘下での有効な頸椎保護には5分必要）<br>　⇒ベトナム戦争の経験から、穿通性頸部外傷のたった1.4%のみに有効であった |
| --- | --- |
| TFC | ①敵の脅威がなくなったら、可及的速やかにTFCを開始する<br>　⇒熟練した医療者によって医療が提供される<br>②アセスメントと治療の優先は、止血困難な出血の評価と全ての出血源の止血を行う<br>③止血が最優先である<br>　⇒止血困難な出血が、予測される死亡の一番の原因である<br>④気道確保を2番目に優先する<br>　⇒生存している兵士には無呼吸はないので、閉塞した気道を確保する。顎または下顎挙上の徒手的<br>　　気道確保、経鼻エアウェイ、回復体位、顔面外傷には外科的気道確保を行う<br>⑤緊張性気胸、サッキング胸部外傷の処置を行う<br>⑥静脈路を確保する（点滴はつないでおかず、ロックした状態に）<br>　低血圧には平均2Lの輸液を行う<br>　⇒胸部腹部の止血困難な傷病者にもショックの症状がなければ輸液はしない<br>　⇒血圧<90mmHgに相当する橈骨動脈触知困難や意識障害の出現に対して、意識が改善するまで<br>　　続ける。低血圧の相対的是正を図り大量輸液すると、かえって止まっていた創部から血栓が飛び<br>　　出し、出血が活発化する<br>⑦Secondary surveyの脱衣は、必要部分以外は、低体温になるので避ける |
| TEC | ①根本治療のために、救急車やヘリコプターで搬送する<br>②着陸地点や治療区域には、補充された医療人材や資器材がある |

（Tang N, Gerold KB, Carmona R: 13. Tactical and Protective Medicine. Bledsoe GH, Manyak MJ, Townes DA eds.: Expedition and Wilderness Medicine. Cambridge University Press, pp165–173, 2009 より引用）

### ゼロカジュアリティ

　我が国では、有事に備え自衛隊員の戦傷死者を一人も出さないこと（zero casualty：ゼロカジュアリティ）を目指し、2015年4月22日から防衛省により「自衛隊の第一線救護における適確な救命に関する検討会」が開始された。この検討会では、第一線救護において救命のために活動する自衛隊員で、救急救命士かつ准看護師の免許を有するものを「衛生科隊員」、衛生科隊員のうち、有事緊急救命処置に関する教育を修了し、有事緊急救命処置を実施できると認定を受けた者を「第一線救護衛生員」と呼ぶこととした。
（http://www.mod.go.jp/j/approach/agenda/meeting/materials.html）

# 2. 戦傷医学の基本

## 1. 平時の救急医療と戦傷医療の違い

　一番の相違は根本思想である。平時の民間医療では、「命は何よりも重い」の言葉通り医療が最優先する。一方、戦場では作戦の貫徹・成功が最優先であり、必ずしも負傷者に対する救命行為は優先しない。戦場では、勝利すること（作戦の成功）が最大の治療行為である。「良き医療は時として悪しき戦略であり、悪しき戦略は兵士を失うか、作戦が失敗する」といわれるように、戦場での医療は「兵士にとっても作戦にとっても最良の結果」が期待される。

　実際の対応に関しては、傷病者数、安全性、医療資源の状況など、一般救急医療や自然災害医療対応とも異なっており、それらとの相違を表4にまとめた。

表4　一般救急医療、戦傷医療、自然災害医療対応の主な違い

| | 一般救急医療（一般外傷） | 戦傷医療 | 自然災害医療対応 |
|---|---|---|---|
| 傷病者数 | 数少ない傷病者 | しばしば多数傷病者 | 多数傷病者 |
| 資源 | 予測可能で十分な資源 | 予測不可能な傷病者数に対して適当な資源が著しく欠乏 | 予測不可能な傷病者数に対して適当な資源が欠乏 |
| 環境（安全） | 医療を実施する場所が安全 | 安全ではない環境（しばしば敵襲） | 安全ではない環境（余震など） |
| 供給 | 供給や医療相談あり | 限られた供給<br>医療職はしばしば孤立 | 限られた供給<br>医療職の限られた技能 |
| 病院前時間 | 短期間の病院前時間 | 長時間の病院前時間 | 長時間の病院前時間<br>あるいは搬送転送不可能 |
| 搬送路と搬送時間 | 短く、安全で予測可能な救出搬送ルートと時間 | しばしば安全ではない輸送路で、予測不可能な搬送時間<br>航空機搬送するには制空権の確保が前提であり、戦況により搬送手段が限られる | 安全確保確認が困難な輸送路で、予測不可能な搬送時間 |

　戦傷では表5に示すように多数傷病者が発生するため、その管理の要点を覚えやすくまとめた「MASCAL」という言葉がある（表6）。

　病院前救急医療の標準化・質の向上のためのメディカルコントロールにしても、平時の民間では、実施された、あるいは実施されなかった医療行為が医療の側面からみて正しかったか否かが論点である。しかし戦場では、実施された医療行為の医学的内容の吟味だけではなく、実施したこと自体が作戦遂行中の状況からみて適切であったか否かが重要な検討事項になる。

## 2. 戦死・戦傷分析

　WDMET研究（ベトナム戦争において1967〜1969年までの7,989名の戦傷傷病者の正確な情報を集めたもの）によれば、戦傷による死亡曲線は図4のようになる。最初の1時間以内の死因は、出

## 表5　穿通性外傷の解剖学的部位

| 戦争 | 頭部・頸部 (%) | 胸部 (%) | 腹部 (%) | 四肢 (%) | その他 (%) |
|---|---|---|---|---|---|
| 第一次世界大戦 | 17 | 4 | 2 | 70 | 7 |
| 第二次世界大戦 | 4 | 8 | 4 | 75 | 9 |
| 朝鮮戦争 | 17 | 7 | 7 | 67 | 2 |
| ベトナム戦争 | 14 | 7 | 5 | 74 | - |
| 北アイルランド紛争 | 20 | 15 | 15 | 50 | |
| フォークランド島紛争 | 16 | 15 | 10 | 59 | |
| 湾岸戦争 (英国) | 6 | 12 | 11 | 71 | (32)＊ |
| 湾岸戦争 (米国) | 11 | 8 | 7 | 56 | 18 (外傷部多発) |
| アフガニスタン戦争 (米国) | 16 | 12 | 11 | 61 | - |
| チェチェン紛争 | 24 | 9 | 4 | 63 | - |
| ソマリア内戦 | 20 | 8 | 5 | 65 | 2 |
| OEF/OIF | 27 | 5 | 6 | 55 | 7 |
| 平均 | 16 | 9 | 7 | 63 | 3 |

＊臀部・背部損傷と多数破片損傷は含まれていない。80%は1〜45、平均9の破片で生じた。
(Miguel A (Chair Medical Editor) : Chapter 1: Weapon effects and war wounds. Emergency War Surgery, 4th United States Revision. The Office of The Surgeon General Borden Institute, Fort Sam Houston, Texas, pp1-16, 2013 (http://www.cs.amedd.army.mil/FileDownloadpublic.aspx?docid=85ed6078-cd5c-4821-a6ee-9040857355c2) より引用)

## 表6　多数傷病者シナリオ管理の要点 (MASCAL)

| | |
|---|---|
| M (minimize chaos) | 冷静かつ自信を持って |
| A (assess) | 正確なトリアージの実施、天候、資源、人材の評価 |
| S (safety) | 新たな傷病者を作らない、自身とスタッフへの気遣い |
| C (communication) | 明瞭かつ簡潔な通信伝達 |
| A (alert) | さらなる傷病者への準備、再建と再資源化 |
| L (lost) | 傷病者やスタッフを失わない、トラッキングシステム、チームへの説明責任 |

(Lammie JJ, Kotora JG Jr, Riesberg JC : Chapter 2: Combat Triage and Mass Casualty Management. Martin MJ, Beekley AC eds.: Front Line Surgery-A Practical Approach. Springer, New York, pp17-31, 2011 より引用)

血と気道閉塞によることが多いのがわかる。即死の予防に関しては、医学的な進歩よりも時代に即応した戦闘服など技術的な進歩に依存している。図4から、戦場では、出血、気道閉塞、ショック、感染への対応が医学的対応の中心になることがわかる。

## 3. 戦傷の疫学

　医学的な対応を考えるには、武器の種類、外傷の部位、外傷機転など戦傷の疫学に精通している必要がある。戦後から70年間、幸いにも我が国は戦禍に巻き込まれることがなかったため、現時点では戦傷に関する経験や知識が乏しく、米国のデータに頼らざるを得ない。

　2001年10月〜2005年1月の間の米国の戦傷傷病者について、合同戦場戦傷登録 (the Joint Theater Trauma Registry：JTTR) のデータベースにおける損傷部位別解析では、四肢54%、頭部・

1章 戦傷医学と TCCC

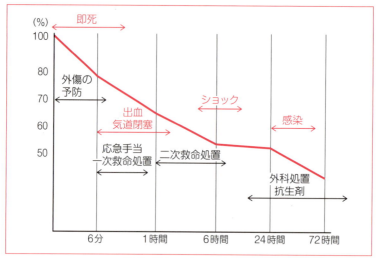

図4　戦傷による死亡曲線

頸部29％、腹部11％、胸部6％であった。この結果は、胸部損傷が多く、頭部・頸部が稀という従前の損傷部位分布とは異なっている。これは戦闘服の改良・進歩により胸部が保護され、胸部損傷の死亡率が減少したことによると思われる。戦闘服の進歩に加え、通常戦から平和維持活動、潜んでいる反乱軍やテロリストに対する応戦、など戦争形態が変化したことが、第二次世界大戦や朝鮮戦争、ベトナム戦争などの以前の戦争とは異なる最近の損傷形態を生み出した。

①戦場における外傷原因

通常戦の兵器は、爆発兵器（大砲、榴弾、迫撃砲、爆弾、手榴弾）と小火器（ピストル、ライフル、マシンガン）に分けられる。2つの大きな20世紀中の戦傷に関する前向き調査（1994年ブーゲンビル島の歩兵・武器のデータとWDMET研究によるベトナム戦争のデータ）とJTTS（the Joint Theater Trauma System）によるアフガン・イラク戦争のデータベースから予後と外傷原因の検索が行われた（表7）。

表7　外傷原因

| 武器 | ブーゲンビル島（％） | ベトナム（％） | OEF/OIF*（％） |
|---|---|---|---|
| 銃 | 33.3 | 30 | 26 |
| 迫撃砲 | 38.8 | 19 | 3 |
| 大砲 | 10.9 | 3 | <1 |
| 榴弾 | 12.5 | 11 | - |
| 地雷/仕掛け爆弾 | 1.9 | 17 | 64 |
| 対戦車擲弾（RPG） | - | 12 | 3 |
| その他 | 2.6 | 8 | 3 |

＊OEF：不朽の自由作戦、OIF：イラクの自由作戦

（Miguel A (Chair Medical Editor)：Chapter 1: Weapon effects and war wounds. Emergency War Surgery, 4th United States Revision. The Office of The Surgeon General Borden Institute, Fort Sam Houston, Texas, pp1-16, 2013 (http://www.cs.amedd.army.mil/FileDownloadpublic.aspx?docid=85ed6078-cd5c-4821-a6ee-9040857355c2) より引用）

この報告から、時代の推移により、使用される兵器が小火器から爆発物に、しかも地雷や仕掛け爆弾、対戦車擲弾（rocket propelled grenade：RPG）に推移してきたことがわかる。

### ②爆発物による爆風損傷

　爆風の機序と組織障害の関連をまとめて表8に示す。爆風は爆発の速度により、low-order と high-order に分けられ、両者は外傷形態や治療戦略も異なる（表9）。また、爆発の影響は爆心から離れたところでも起こり、特に high-order 爆発物は熱とエネルギーの放出が遠方まで及ぶため、その影響する距離によってさまざまな外傷形態が作られる（図5）。

　爆風損傷は、兵士と一般市民では病態に相違があり（表10）、閉鎖空間と開放空間による爆風損傷も病態に相違がある（表11）。開放空間の爆発では、損傷の第一形態は、破片による穿通（fragment penetration）であり、爆心地よりも、爆心から離れたところで外傷や死亡が生じる（表12）。

　また、戦傷は平時の民間と異なり、鈍的外傷よりも穿通性外傷が多い（表13）。その穿通性外傷も四肢に圧倒的に多い（表5）。通常戦で最もみられる損傷形態は、多数小破片による四肢損傷である。

### 表8　爆風の機序と組織障害

- 筋骨格系の外傷が爆風損傷では最も普遍である
- 最近の戦場では、穿通性外傷の多くは銃創ではなく、爆弾、手榴弾、地雷などの爆発物や弾薬による
- 体幹の戦闘服やヘルメットが良くなったことと、治療や搬送が良くなったことにより、
  - ⇒OIF作戦では、四肢/体幹損傷の比率が、戦闘服の米軍の方が非戦闘服のイラク軍に比べ高かった
  - ⇒治療や搬送の改善により重症者の生存率が向上し、四肢損傷が治療の対象になった
  - ⇒ヤギを使った致命的な四肢切断のコンピューター実験では、直接骨折を起こすのは関節離断や飛翔体によるものより、ショック波を起こす一次性爆風であった
  - ⇒全ての一次性爆風損傷者は二次性あるいは三次性爆風損傷による整形外科的外傷を被っていた
- テロ爆発の後ろ向き調査では、
  - ⇒重症は、成人に対して小児が多い（27%：12%）、頭部外傷も同様（35%：20%）である
  - ⇒四肢外傷は、成人に対して小児が少ない（35%：57%）、開放性損傷も同様（39%：59%）である
- 手術が必要なテロ爆発の成人被害者の85%が軟部組織損傷単独あるいは骨折を合併した四肢の損傷を受けていた
  - ⇒これらの外傷は世界的なテロの拡大により、平時に市中の外科医の方が、軍に比べよりみている
- 赤十字国際委員会（ICRC）による対人用地雷の被害者の3分類
  - A損傷：地雷を踏んだことにより、切断を含む重症な下肢の損傷である
  - B損傷：他者が踏んだ地雷の巻き添え、あるいは、遠隔操作による損傷である。Aよりも軽症である。外傷性切断は少ないが、頭部・胸部・腹部の損傷は普通に起こる
  - C損傷：爆発物を触って受傷し、重症な顔面、上肢損傷が起こる。死亡率の高い顔面・胸部・上肢の特有な損傷が起こる
- 車両の爆発効果について
  - バスは閉鎖空間であるが、比較的柔らかい壁と窓があるため、エネルギーと爆風の挙動が少し異なり、二次性・三次性爆風損傷が大きくなる。大きな破片や椅子などの内部構造物に衝突することによって三次性爆風損傷を起こす
- 生存する一次性爆風損傷者は比較的稀であるが、特に高エネルギーでは、骨折や四肢剥皮が起こる
- 下肢では脛骨粗面のレベルでの外傷性切断が他の部位より多い。上肢では末梢の方が多いとの報告がある

---

※細菌学的には、組織1gあるいは液体1mLの中に細菌が $10^5$〜$10^6$ 存在すれば感染と分類する。犬の実験では、低速度飛翔体では、損傷直後は $10^2$、12時間、24時間には $1.1×10^5$、$4.8×10^5$、少なくとも24時間には感染といえる
⇒予防的抗生剤の必要性

（Rozen N, Dudkiewicz I: Wound ballistic and tissue damage. Lerner A, Soudry M eds.: Armed Conflict Injuries to the Extremities-A Treatment Manual. Springer, Berlin, pp21-33, 2011 より引用）

# 1章 戦傷医学とTCCC

表9 Low-order爆発物とhigh-order爆発物の相違

|  | low-order | high-order |
|---|---|---|
| 種類 | ・ダイナマイト<br>・火薬 | ・硝酸アンモニウム<br>・ニトログリセリン<br>・TNT (2,4,6-trinitrotoluene)<br>・PETN (pentaerythritol tetranitrate)<br>・RDX (cyclotrimethylene trinitrate)<br>・HMX (cyclotetramethylene tetranitramine)<br>・ニトロセルロース（硝化綿） |
| 特徴 | ・「conflagration（大火）」と呼ばれる比較的ゆっくりの燃焼速度<br>・推進する発射体 (propelling projectile) やパイプ爆弾・Molotov cocktail（火炎瓶）に使用される<br>・Blast wave（衝撃波）は2,000m/秒以下<br>・一次性、二次性、三次性、四次性爆風損傷がみられるが、high-orderの典型的な一次性爆風損傷はみられない | ・瞬時に熱とエネルギーを放出し、本来の爆発反応より大きな反応を起こす<br>・音速の高熱の陽圧 (blast wave) は3,000〜8,000m/秒<br>・Blast waveの先端はbrisance（猛度）と呼ばれ強烈な影響を与える<br>・熱、爆発、飛翔物により、さまざまな外傷が発生する |

(Brevard SB, Champion H, Katz D : Chapter 2: Weapons Effects. Savitsky E, Eastridge CB eds.: Combat Casualty Care-Lessons Learned from OEF and OIF. The Office of The Surgeon General Borden Institute, Fort Detrick, pp39-83, 2012 (http://www.cs.amedd.army.mil/borden/book/ccc/UCLAchp2.pdf) より引用)

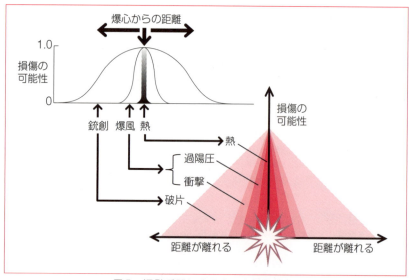

図5　爆発兵器による3つの外傷機転

(Miguel A (Chair Medical Editor) : Chapter 1: Weapon effects and war wounds. Emergency War Surgery, 4th United States Revision. The Office of The Surgeon General Borden Institute, Fort Sam Houston, Texas, pp1-16, 2013 (http://www.cs.amedd.army.mil/FileDownloadpublic.aspx?docid=85ed6078-cd5c-4821-a6ee-9040857355c2) より引用)

## 表10　兵士と市民の爆風による傷病者の病態の相違

- 軍の傷病者は若くて健康な18〜35歳。一方、市民の傷病者はより若年者、女性、健康でない人である
- 市民と異なり、軍の傷病者は頭部体幹損傷の危険を少なくするため、戦闘服を着用している。しかし、保護された部位の創が致命的であった傷病者は壊滅的な四肢損傷を負う
- 軍で使用される爆弾は典型的には高爆発兵器であり、一方市民に対して使用される爆弾は低・高爆発即興爆発装置（IED）である

(National Association of Emergency Medical Technicians (NAEMT) : Chapter 32: Injuries from Explosives. Prehospital Trauma Life Support, Military Edition, 8th Edition. Jones & Bartlett Learning, Burllington, pp780–811, 2014 より引用)

### 表11　閉鎖空間・開放空間による爆風損傷の相違

| | | 開放空間 | 閉鎖空間 |
|---|---|---|---|
| 死亡 | | 8% | 49% |
| 損傷 | 一次性爆風損傷 | 34% | 77% |
| | 熱傷（%TBSA） | 18% | 31% |
| | ISS（中央値）ISS スコア | 4（軽症） | 18（中等／重症） |

TBSA : total body surface area, ISS : 国際病期分類基準
(Savitsky E, Eastridge CB eds.: Combat Casualty Care-Lessons Learned from OEF and OIF. The Office of The Surgeon General Borden Institute, Fort Detrick, 2012 (http://www.cs.amedd.army.mil/borden/portlet.aspx?id=a0798abf-8cf0-4af2-9043-86ecd9935057) より引用)

### 表12　開放空間における距離毎の爆風損傷の相違

| 爆発からの距離 | 一次性爆風損傷 | 二次性爆風損傷 |
|---|---|---|
| 0〜50 フィート（0〜15.2m） | 死亡、鼓膜損傷 | 死亡 |
| 50〜80 フィート（15.2〜24.4m） | 鼓膜損傷 | 死亡 |
| 80〜130 フィート（24.4〜39.6m） | 一時性聴覚障害 | 外傷 |
| 130〜1,800 フィート（39.6〜548.6m） | 死亡・罹患なし | 外傷 |

(Savitsky E, Eastridge CB eds.: Combat Casualty Care-Lessons Learned from OEF and OIF. The Office of The Surgeon General Borden Institute, Fort Detrick, 2012 (http://www.cs.amedd.army.mil/borden/portlet.aspx?id=a0798abf-8cf0-4af2-9043-86ecd9935057) より引用)

### 表13　平時と戦場での病院救護の相違

| | 平時 | 戦場 |
|---|---|---|
| 優先性 | 傷病者 | 作戦＞戦傷者 |
| 救護者のリスク | 通常のリスク（意図的な殺傷行為なし） | 砲火の下（意図的な殺傷行為あり） |
| 救護対象 | 市民 | 兵士 |
| 搬送時間 | 約30分 | 1〜2時間、状況によりそれ以上 |
| 外傷機転 | 内因性疾患　鈍的外傷＞穿通性外傷 | 穿通性外傷＞鈍的外傷 |

## 4. 戦傷医学・医療の方向性

　戦傷医学も通常診療同様、出発点としては救命のための基礎的救命処置（basic life support）から始まる。しかし、通常診療のように基礎的救命処置から高度救命処置（advanced life support）に高度化するのではない。戦傷医療は、基礎的救命処置から専門的救命処置（dedicated life support）に専門化を必要としている（図6）。したがって、日常の救急医療の担い手がそのまま戦場では活動できず、戦傷医学に専門化した教育と訓練が必要である。

　戦傷の受傷形態や組織障害などの相違から、従来の概念や方法論などの踏襲は困難であり、日常の救急診療の延長上にはないことは明白である。したがって、従来の医療分野とは異なる新たな学問として扱うことが必要である。

また、危機的状況下の標準医療を進めるには、高度救命処置ではなく専門的救命処置の背景が必須であり、以下の3点が必須である。
① 多数傷病者かつ戦傷傷病者対応の臨床的能力
② 資源が不足した状況下での医療対応
③ 搬送困難または搬送時間が長い場合の対応

さらに、戦傷医療として確立させていくには、個人の資質・技量の他に、法定整備、体制組織整備が必要不可欠である（図7）。

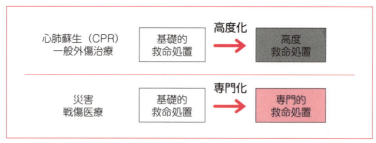

図6　戦傷医療は専門化医療（dedicated life support）
通常とは異なる環境：平時の救急医療の担い手がそのまま、戦場では使えない。
知識経験がないと対応困難であるため教育と訓練が必須である。

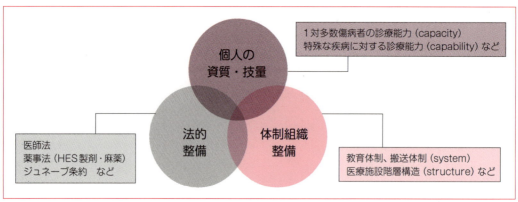

図7　戦傷医学確立のための要素

> **防衛省コンバットメディカルコントロール**
>
> 　有事に特化したメディカルコントロール体制の必要性について、防衛省の「自衛隊の第一線救護における適確な救命に関する検討会」において第一線救護衛生員が有事緊急救命処置を実施する上で医療行為の質を保証するための体制として防衛省コンバットメディカルコントロール（CMC）の設置が提案された。

## 2章

# 前線医療：
# CUF・TFC・TECの実践

1. 砲火下の医療（CUF）

2. 戦術的野外医療（TFC）①
    ―基本処置：MARCH―

3. 戦術的野外医療（TFC）②
    ―その他の外傷処置―

4. 戦術的後送医療（TEC）

# 1. 砲火下の医療（CUF）

## 1. CUF の基本的行動

①**応戦し身を隠す**
　敵の攻撃を制圧し傷病者を保護することが最重要課題であり、戦闘が持続しているなら傷病者の処置は行わない。

②**適切なら傷病者に兵士として任務に従事するよう指示する（あるいは期待する）**

③**可能なら傷病者に身を隠せる場所に移動させ、自分自身で応急処置をするように指示する**

④**敵を制圧し、新たな傷病者や傷病者がさらなる外傷を受傷する危険を最小限度にする**
　医療職や傷病者自身による応戦が戦略上優位になるための本質的な行動であり、戦場における最良の医療は戦闘上優位に立つことである。傷病者が動かず反応もないなら、戦闘中であれば移動させる価値はないし、救援の必要性も薄い。傷病者に反応はあるが動けないなら、戦略的に可能であれば救出計画を練るべきである。

⑤**傷病者を燃えている車や建物から救出し、比較的安全な場所に移動させ、燃焼を止めるために必要な処置をとる**
　各種移動方法は、表14 に示す。

⑥**一般的には気道確保は次の段階、戦術的野外医療（TFC）まで待つのが最良である**

⑦**戦略的に可能なら生命危機を起こす外出血を止める**
　まず、可能なら傷病者に自分自身で直接止血するよう指示する。あるいは、解剖学的にタニケット適用可能な部位にタニケットを使用する。または、戦闘服の上から出血点より近位部にタニケットを強くかけ、身を隠すために移動する。出血部位がすぐに明らかでないなら、タニケットを患肢の可能な限り近位部で強く締める。

表14　各種傷病者移動法

| 消防士担ぎ法<br>(fireman's carry) | 意識の有無にかかわらず、敵の脅威がある時に最も使用される搬送法である。 |

①傷病者の両膝を立てる

②傷病者の片方の足を踏む

③傷病者の片腕をつかみ引っ張りながら立ち上がらせる

④傷病者の膝を曲げ、救助者の頭を超えるよう片腕を引きながら、救助者の他方の腕を傷病者の脚の間に入れ、傷病者を救助者の肩に乗せる

⑤傷病者を背中に持ち上げ、片方の腕で傷病者の脚を包み、同じ腕で傷病者の同側の腕をつかむ

⑥もう片方の腕が自由に使えるので、武器が使用できる

1. 砲火下の医療（CUF）

表14つづき

| 一人支援担ぎ法<br>(one-man support carry) | 意識があり補助があれば歩行可能な軽症傷病者に適応される。 | 背負い法<br>(saddleback carry) | 意識があり救助者につかまることができる傷病者に使われる。 |
|---|---|---|---|

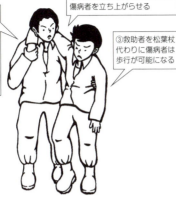

①消防士担ぎ法と同じように傷病者を立ち上がらせる
②左あるいは右手で傷病者の手首をつかみ、傷病者の腕を救助者の首に回し、他方の手を傷病者の腰におく
③救助者を松葉杖代わりに傷病者は歩行が可能になる

①傷病者を直立させるまで持ち上げる
②救助者は傷病者を腰で支え、傷病者の前に移動する
③傷病者の腕を救助者の首に巻く
④前屈みになって、背中に傷病者を乗せ、傷病者の大腿の下に手を巻き付ける

| リュック紐担ぎ法<br>(pack-strsap carry) | 傷病者に意識がなく、背負い法より軽い体重の時に適応する。傷病者を持ち上げるのに力学的利点があるが距離が稼げない。 | 二人支援担ぎ法<br>(two-man support carry / team 3 carry) | 傷病者の全体重を支えない場合の搬送法。 |
|---|---|---|---|

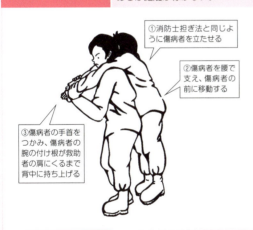
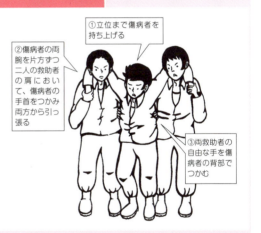

①消防士担ぎ法と同じように傷病者を立たせる
②傷病者を腰で支え、傷病者の前に移動する
③傷病者の手首をつかみ、傷病者の腕の付け根が救助者の肩にくるまで背中に持ち上げる

①立位まで傷病者を持ち上げる
②傷病者の両腕を片方ずつ二人の救助者の肩において、傷病者の手首をつかみ両方から引っ張る
③両救助者の自由な手を傷病者の背部でつかむ

| 二人担ぎ法<br>(two-man carry) | 担架の上におく時や短距離移動の時に使用される。 |
|---|---|

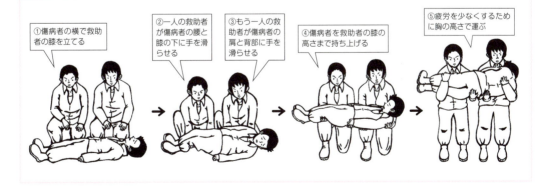

①傷病者の横で救助者の膝を立てる
②一人の救助者が傷病者の腰と膝の下に手を滑らせる
③もう一人の救助者が傷病者の肩と背部に手を滑らせる
④傷病者を救助者の膝の高さまで持ち上げる
⑤疲労を少なくするために胸の高さで運ぶ

2章　前線医療：CUF・TFC・TECの実践

## 表14つづき

| 二手席担ぎ法<br>(two-hand seat carry) | 救助者が傷病者の両脇に立てて搬送路が比較的広い場合に有効な方法である。長い距離は困難で意識がある傷病者に使える。頭部や足の外傷で中等度の距離を運ぶ時に最も有効である。担架に乗せる時にも有効である。 |

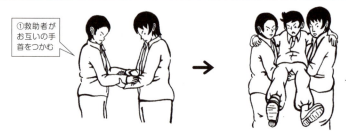

①救助者がお互いの手首をつかむ

②傷病者が救助者の腕組みに座れるように救助者は十分に腰を落とし、傷病者は両腕を各々救助者の肩に回す。そして、救助者は立ち上がる

| 四手席担ぎ法<br>(four-hand seat carry) | 傷病者自身が救助者の肩に手を回す必要があるため意識がある傷病者に使用される。頭部や足の外傷で中等度の距離を運ぶ時に最も有効である。担架に乗せる時にも有効である。 |

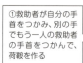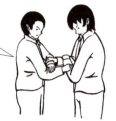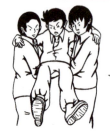

①救助者が自分の手首をつかみ、別の手でもう一人の救助者の手首をつかんで、荷鞍を作る

②傷病者が救助者の腕組みに座れるように救助者は十分に腰を落とし、傷病者は両腕を各々救助者の肩に回す。そして、救助者は立ち上がる

| 前後担ぎ法<br>(fore and aft carry) | 平坦あるいはやや荒れた地形を運ぶ時に簡単で有効な方法である。脊椎固定はできず、外傷傷病者にはあまり使われない。 |

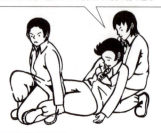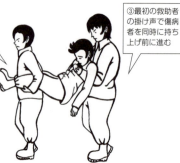

①傷病者を仰臥位にし救助者は頭側から近寄りしゃがみ、傷病者を半坐位の姿勢で運ぶ。一人の救助者が傷病者の脇の下から腕を入れ胸の前で組む

②もう一人の救助者が傷病者の足の間に入り傷病者と反対向きになりしゃがんで傷病者の足を膝の上で外から抱え込む

③最初の救助者の掛け声で傷病者を同時に持ち上げ前に進む

| 衣服引きずり法<br>(clothes drag) | 敵の脅威がある時やlift（持ち上げ）が使えるまでの間低い体勢を保ち、砲火や危険から逃れる必要がある時に使用する。 |

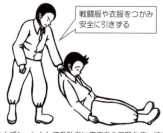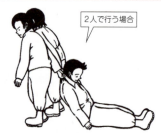

戦闘服や衣服をつかみ安全に引きずる

2人で行う場合

※オプションとして救助者に傷病者の武器を使い続ける機会を提供するために、引き紐を傷病者から自分につけられる

(Combat Lifesaver / Tactical Combat Casualty Care Student Handout: The Best form of Troop Welfare is Tough, Realistic Training (http://www.tecom.marines.mil/Portals/131/Docs/cls%20student.pdf) より引用)

1. 砲火下の医療（CUF）

　CUFの要点については1章の表3を参照されたい。傷病者の移動中の頸椎保護に関してArishitaらの報告では、ベトナム戦争における穿通性頸部損傷の頸椎固定は1.4％しか明らかな有効性がなく、しかも、経験を積んだ病院前医療提供者でさえ頸椎固定に5.5分かかるので、傷病者や医療提供者の身の危険性の方が頸椎固定の有用性より高いと結論付けている。

## 2. CUFにおける主な外傷

　即興爆発装置（improvised explosive devices：IED）による外傷機転は、車に乗用中（mounted IED attack）と足で踏んだ時（dismounted IED attack）では異なる（図8）。後者は2010〜2012年までのアフガニスタン紛争時に増加し、下車複雑爆風損傷（dismounted complex blast injury：DCBI）（表15）に関連する外傷機転となった。脊椎損傷は、両者でみられ、IEDの傷病者治療の際には重要事項となる。IEDの傷病者には適切な頸椎固定が戦略的に必要である（図8）。

表15　DCBI

- 多発性の切断、特に下肢が多い
- 大量の腹部、骨盤、尿管損傷
- しばしば、体幹、結合部の出血を伴う
- 2010年〜アフガニスタンから多くみられるようになり、歩兵が非常に重症な負傷を負う原因である

(Eastridge BJ, Mabry RL, Seguin P, et al.: Death on the battlefields (2001-2011): Implications for the future of combat casualty care. J Trauma Acute Care Surg 73 (6 Suppl 5): S431-S437, 2012 より引用)

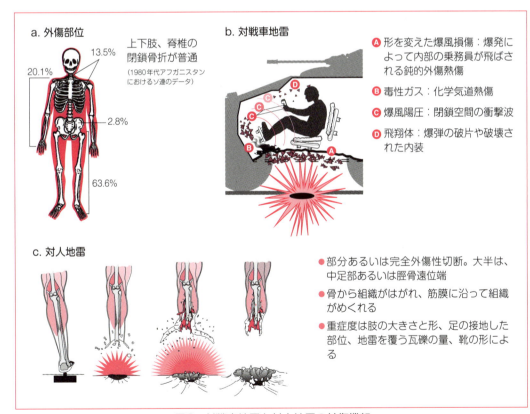

図8　対戦車地雷と対人地雷の外傷機転

(Miguel A (Chair Medical Editor): Chapter 1: Weapon effects and war wounds. Emergency War Surgery, 4th United States Revision. The Office of The Surgeon General Borden Institute, Fort Sam Houston, Texas, pp1-16, 2013 (http://www.cs.amedd.army.mil/FileDownloadpublic.aspx?docid=85ed6078-cd5c-4821-a6ee-9040857355c2) より引用)

Fleming らは、2007〜2010 年にかけた米国の戦傷登録（the combat trauma registry：CTR）において、685 名の米軍戦傷傷病者中、少なくとも 1 肢の外傷性切断 113 名（16％）中、データの不詳な 4 名を除いた 109 名を検討した。109 名中 63 名に多発性外傷性四肢切断がみられ、5 人（4％）がこの外傷による死亡であった。総計 137 肢の切断があり、最も多いのが、両側脛骨切断と両側大腿骨切断であった。98％が IED によるもので、96％が下車時であった。1 肢の切断も 37 名（80％）が IED によるものであった。

## 3. CUF における止血

　戦傷傷病者では、出血が「防ぎ得た死亡（preventable death）」の最大原因であり、アフガニスタンやイラクにおける戦闘の経験から最も成功した唯一の戦傷処置として、四肢の出血に対する病院前タニケットの使用に改めて焦点があたった。四肢出血による死亡を著しく減少させたことから、米軍では最新のタニケットが至るところで使用され、非医療職にもタニケット使用の積極的訓練を行うようになった。

### ①タニケット

　これまで、日常救急医療では、四肢の虚血障害の可能性を考慮してタニケットの使用は逡巡していたが、戦場での適切なタニケット使用を行った結果、重大な問題は認められなかった。タニケットの長時間使用では虚血障害により四肢を失う可能性があるため 2 時間以内の使用が望ましいが、戦略的な理由がなければ傷病者の救命に関しては常に使用すべきである。
　タニケットの種類は、combat application tourniquet（CAT®）（図 9a）、救急止血帯 MAT レスポンダー（図 9b）、the SOF® tactical tourniquet（SOF®TT）、emergency and military tourniquet（EMT）がある。

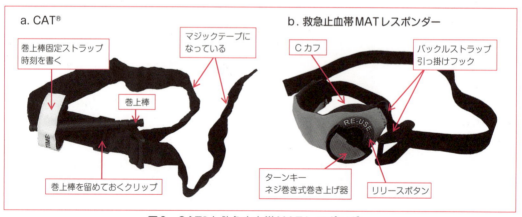

図 9　CAT® と救急止血帯 MAT レスポンダー

※各使用法は付録③を参照。

　CAT® と救急止血帯 MAT レスポンダーと SOF®TT が巻き上げ式、EMT がカフによる圧迫式であり、EMT は他に比較して高価でかつ鋭利なもので破けやすい。
　タニケットの使用は出血が著しい部位の近位にかけるべきである。皮膚に直接的あるいは着衣の上から間接的にかけ、物が入って膨らんでいるホルスターやポケットの上からはかけない。CUF では、

遠位端の創から出血が止まるまできつく締める。タニケットを使用したことにより起こるさらなる障害のリスクと出血による死亡のリスクのどちらを選択するかは処置をする者の決断に委ねられる。タニケット1個で止血できなければ、さらに近位にもう1個かける。次のTFC段階になれば、創を露出させて再評価し皮膚の上から直接タニケットをかける。締めた時刻は常に明示しておく必要があり、消えない筆記用具でタニケットに付いているタグに時刻を書くか、傷病者の額に"T（時刻）"という文字と時刻を書いておく。

　CUFではタニケット使用の際も創部を直接みるための脱衣はしないので、明らかな出血部位より近位部にかけることが必要である。肘や膝の部位には直接使用しない。また、頸部、腋窩、鼠径部のような部位にはタニケットは使用できないし、生命危機を及ぼす可能性のない出血はTFCまで無視する。傷病者が既にショック状態の時、あるいは病院まで搬送が短時間である場合はタニケットを外す。

　タニケット使用の要点、避けなければならないタニケットの注意点、適用を表16にまとめたので参考にされたい。

### 表16　タニケットの使用について

**要点**

①2時間以内なら四肢への障害は稀である
②外科処置までの数時間、タニケットはかけたままにすることがしばしばある
③多量の四肢出血に直面した時、傷病者が死に至るリスクよりも軽い四肢の障害のリスクの方が許容される

**6つの注意点**

①使うべき時に使わない
②使わなくても良い時に使う
③あまりに近位にかけ過ぎる
④十分な強さでかけていない
⑤可能な時に外していない
⑥間歇的に血流を保つために周期的に緩める

**適用**

①CUFでの生命危機に至る四肢からの出血に遅れることなく適用する
②TFCまでは、生命危機に至らない出血は無視する
③CUFでは、戦闘服の上から出血部位の近位にかける
④出血が止まるまで締める
⑤TFCでは、創部を露出し、出血部位から5〜8cm近位の皮膚に直接かける
⑥末梢の脈を確認する
⑦末梢脈が触れなくなるまでタニケットを締めるか、平行に2個目をかける
⑧タニケット適用時刻を記載する

(National Association of Emergency Medical Technicians（NAEMT）: Chapter 26: Tactical Field Care. Prehospital Trauma Life Support, Military Edition, 8th Edition. Jones & Bartlett Learning, Burlington, pp680–725, 2014 より引用)

### ②止血用資材

　CombatGauze® のような止血用資材は創部に当てて3分間押えておく必要があるため、CUFでは止血用資材は一般的には使用しない。しかし、安全な状況であれば、タニケットの適用がない時に生命危機を及ぼすような出血には有効な選択肢である。

## 4. CUF における気道確保

　CUF では救助者の安全面から時間のかかる迅速な気道確保は困難であり、安全な場所に傷病者を移動させるまで気道確保は行わない。気道確保は、TFC または全ての重篤な外出血が処理されるまで延期する。気道開通障害による戦死は比較的少なく、戦闘場所における「防ぎ得た死亡」の最大の原因は出血であり、重篤な外出血の止血は傷病者を循環血液量減少性ショックやそれに併発する上気道閉塞から救うことができる。CUF では、完全に気道が閉塞している傷病者や意識障害を伴う重篤な頭部穿通性外傷は極めて致命的である。

　徒手気道確保も継続は困難であるため、銃創を受傷した側を下にした側臥位をとることで、気道を確保する (図 10)。

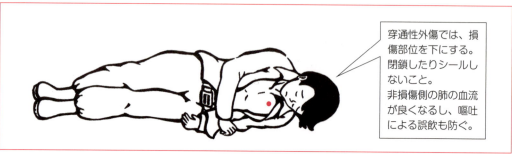

図10　側臥位による気道確保

## 5. CUF における頸椎保護

　頭頸部の穿通性外傷では、外傷時に既に障害されているか、または、鈍的外傷より比較的発生率が低いので、頸椎保護は行わない。しかし、鈍的外傷では対応が異なり、転落や fast roping（ロープを身体に巻き付けヘリコプターなどから垂直に降下するテクニック）による損傷や車両事故による頸部・脊椎損傷では頸椎保護を行う必要があり、砲火が大きな脅威にならない時のみ行う。

# 2. 戦術的野外医療（TFC）①
## ─基本処置：MARCH─

　TFC の環境でも資源は制限され厳しい状況は続くため、傷病者の処置を漏れなく、適確に、素早く実践できることが重要である。TFC で必要な処置対応をまとめた「MARCH」という標語が用いられている（表17）。敵襲の脅威がまだあり、処置中の安全が確立されていない場合は「S-CAB」を行う（表18）。

　また、灯火制限の中で処置に照明が必要であれば、灯火が漏れないよう遮蔽された中で白色あるいは赤色ライトを使用する。頭部外傷、ショック状態、意識障害、鎮痛薬投与の傷病者は武装解除をすぐに行う必要がある。

　以下に、MARCH を中心に各症状への具体的処置を述べる。

### 表17　TFCで必要な処置対応（MARCH）

| | MARCH | 処置目的 | 処置 |
|---|---|---|---|
| M | 大量出血（massive hemorrhage） | 致命的な出血の制御 | ・タニケットの使用、有効でないなら結合タニケットを使用。2時間以内なら上肢の障害は稀<br>・CombatGauze®、CELOX™Gauze、ChitoGauze® |
| A | 気道（airway） | 気道確保 | 気道閉塞（−）意識障害<br>・徒手気道確保、経鼻エアウェイ、回復体位<br>気道閉塞（＋）意識障害<br>・徒手気道確保、経鼻エアウェイ、座位、回復体位、輪状甲状靭帯切開（5分以内） |
| R | 呼吸（respiration） | 緊張性気胸の脱気<br>開放性気胸のシール<br>換気補助と酸素投与 | ・呼吸障害、体幹損傷疑いは穿刺する<br>・開放性気胸には呼気時に一方弁付胸部シールを使用<br>・外傷性脳損傷（TBI）では酸素投与（$SpO_2$>90%） |
| C | 循環（circulation） | 静脈／骨髄輸液路の確保と輸液 | 18G の留置針を使用 |
| H | 低血圧（hypotension） | 予防と治療 | 輸液 |
| | 低酸素症（hypoxia） | 予防と治療 | 酸素投与 |
| | 頭部外傷（head injury） | 悪化防止 | 低血圧、低酸素症の処置を行う |
| | 低体温（hypothermia） | 予防と治療 | 保護用資材で断熱 |

（National Association of Emergency Medical Technicians（NAEMT）: TCCC-MP Guidelines and Curriculum（http://www.naemt.org/education/TCCC/guidelines_curriculum）より引用して改変）

### 表18　S-CAB

| S | 現場の安全と状況把握（scene security & situational awareness） |
|---|---|
| C | 生命危機を及ぼす出血の止血（control life-threatening bleeding） |
| A | 気道確保（airway） |
| B | 緊張性気胸の脱気、開放性気胸のシール（assess breathing） |

（National Association of Emergency Medical Technicians（NAEMT）: Chapter 26: Tactical Field Care. Prehospital Trauma Life Support, Military Edition, 8th Edition. Jones & Bartlett Learning, Burlington, pp680-725, 2014 より引用）

## 2章　前線医療：CUF・TFC・TEC の実践

### 1. M：大量出血

　傷病者にとっては止血が輸液や酸素投与よりも優先されるため、TFC では止血を再評価する。未確認の出血も評価し全ての出血源を止血する。解剖学的にタニケット使用が可能な生命危機を及ぼす出血部位や外傷性四肢切断端にタニケットをかける。タニケットは使用できないが圧迫止血できそうな部位の出血やタニケットを外した時の補助として止血用資材を使用する。また、出血が結合部タニケットが使用できるような部位なら準備でき次第すぐに実施する。結合部タニケットが有効でない部位や準備中であれば、止血用資材を使う。さらに、四肢のタニケットや結合部タニケットは、①傷病者がショック状態ではない場合、②出血に関して密接に観察できる場合、③タニケットが切断肢からの止血に使われていない場合、のいずれかに該当する時には、止血用資材や圧迫被覆に変更すべきである。出血がタニケット以外の方法で止血が可能なら 2 時間以内にタニケットに代わる方法を試みるべきである。密接なモニタリングや検査能力が有効でないなら 6 時間以上かけたままのタニケットは解除してはならない。

　以下、各止血法について記す。

### ①タニケット

　時間や戦闘状況が許せば、刃を被ってある外傷用ハサミを用いてさらなる四肢の損傷を起こさぬよう注意しながら創部を露出させる。出血部位から 5 〜 8cm 近位の皮膚に別のタニケットをかけ、服の上からかけた最初のタニケットと交換する。末梢の脈が触れるようなら、出血が止まり脈拍が触知しなくなるまでタニケットをさらにきつく締めるか、または、さらに近位に 2 個目のタニケットを平行にかける。末梢動脈の血流をタニケットで止められなければ、四肢にコンパートメント症候群や血腫の増大などの避けられる合併症が生じる。疼痛は適切な鎮痛薬で対処し、ショックの傷病者には麻薬は使用しない。大腿動脈・静脈の完全な損傷では、時には 3 分以内で出血死する場合もあるが、平均的には 10 分以内に死に至るとされる。

　タニケット使用の要点、注意点、適用については表16 を参照されたい。また、外し方の要点を表19 に、解除時の注意点を表20 に示す。

### ②結合部タニケット

　アフガニスタン紛争以来、下車複雑爆風損傷（DCBI）と呼ばれる複雑な損傷が増加してきた。片方もしくは両方の下腿の重篤な損傷で、しばしば上肢、泌尿器系、骨盤、腹部の損傷も伴い、多発性

**表19　タニケットの外し方の手順**

① 止血用資材を当てる
② タニケットを緩める
③ 3分間出血部位を直接圧迫する
④ 出血をチェックする
⑤ 出血しないなら、止血用資材の上から圧迫被覆をする
⑥ タニケットを巻いたまま、緩める
⑦ 圧迫被覆の下の出血を観察する
⑧ 出血が止まらなければ、タニケットを再度締め、被覆をはがし、搬送を急ぐ

**表20　タニケット解除時の注意点**

① 傷病者がショック状態ではなく、タニケットが6時間以上持続されていなかったら、直接圧迫あるいは止血用資材が可能で有効なら除去する
② 医療職が除去する
③ 末端肢が切断されている場合は除去不可
④ 傷病者が2時間以内に病院に到着した時はタニケットを外そうとしない

（National Association of Emergency Medical Technicians（NAEMT）：Chapter 26: Tactical Field Care. Prehospital Trauma Life Support, Military Edition, 8th Edition. Jones & Bartlett Learning, Burlington, pp680–725, 2014 より引用）

の外傷性切断肢がよくみられる。下腿の損傷がとても多く、軟部組織損傷は大きく、出血はタニケットやCombatGauze®を用いても容易に止血できない。

2001〜2011年までに不朽の自由作戦（OEF）とイラクの自由作戦（OIF）で死亡した4,596名のデータに基づいたEastridgeらの報告によれば、救命可能と思われた戦死者は出血888名、気道閉塞77名、緊張性気胸11名であった（図11）。救命可能と考えられた出血888名のうち結合部からの出血が171名と19.2％を占めた。本研究の間では戦場における体幹と結合部の出血に関しては有効な止血方法がなかったため、最近ではトランサミン、Combat Ready Clamp（CRoC®）を使用した結合部出血の止血、希釈性凝固障害を最小限にする輸液蘇生法、呼吸抑制や出血性ショックを助長しない鎮痛薬投与などを駆使し、圧迫できない出血からの死亡を減少させることに焦点が置かれている。

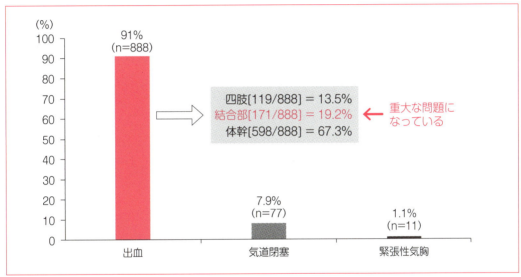

**図11　救命可能と考えられた致命的傷病者の病態**

（Eastridge BJ, Mabry RL, Seguin P, et al.: Death on the battlefields (2001-2011): Implications for the future of combat casualty care. J Trauma Acute Care Surg 73 (6 Suppl 5): S431-S437, 2012より引用）

DCBIの傷病者が増加したことが、鼠径部の大血管を持続的に圧迫する資器材の発展を促した。CRoC®はそのような資器材の一つである。CRoC®は損傷部位の前後から圧迫するもので、最近では結合部タニケットとしてJunctional Emergency Treatment Tool（JETT™）、SAM® Junctional Tourniquet（SJT）が推奨される（図12）。結合部タニケットがすぐ使えない、あるいは、有効な結合部タニケットがない場合、止血はCombatGauze®と直接圧迫で可能である。Abdominal Aortic & Junctional Tourniquet（AAJT™）は結合部からの出血の止血法の一つであるが、前者の3つの物より最大長が短く、また腹部穿通性外傷には禁忌である。

### ③止血用資材

HemCon®被覆材、QuikClot®顆粒剤が止血用資材としてよく使用されたが、新しいCombatGauze®やWoundStat™（顆粒）がより有効であることがわかった。CombatGauze®やWoundStat™は放熱反応がなく、CELOX™（顆粒）はWoundStat™より効果が薄いがHemCon®やQuikClot®よりは有効である（図13）。

## 2章 前線医療：CUF・TFC・TECの実践

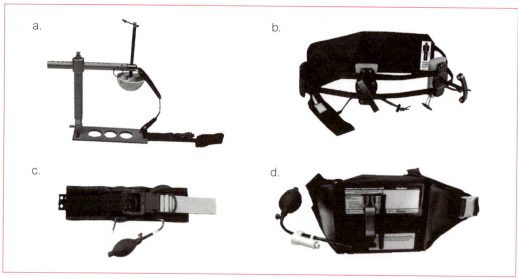

図12　各種結合部タニケット
a：CRoC®、b：JETT™、c：SJT、d：AAJT™。SJTのみ我が国で発売されている（使用法は付録③を参照）。

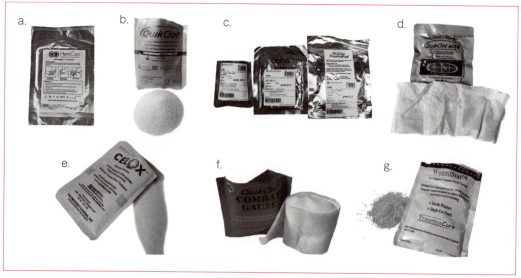

図13　各種止血用資材
a：HemCon®（ガーゼタイプ）、b：QuikClot®（顆粒）、c：QuikClot®（包帯・ガーゼ小・ガーゼ大）、d：QuikClot ACS™（ガーゼタイプ）、e：CELOX™（顆粒）、f：CombatGauze®（ガーゼタイプ）、g：WoundStat™（顆粒）。我が国では、QuikClot®の包帯タイプ、ガーゼタイプが販売されている。

　各止血用資材の特徴をまとめると表21のようになる。
　タニケットが使用できない生命危機をきたす出血に対する最前線における治療としてはCombatGauze®が推奨される。WoundStat™の方がより有効であるが、血管内皮細胞に対する毒性と同様に損傷血管に閉塞性の血栓を作るということが証明された。パウダーや顆粒タイプよりもガーゼタイプが好まれ、ガーゼタイプの止血用資材は狭い損傷部の創底の血管からの出血に対してもより簡単に使用できる

表21 各種止血用資材の比較

|  | QuikClot® | HemCon® | CELOX™ | WoundStat™ | CombatGauze® |
|---|---|---|---|---|---|
| 止血効果 | ＋ | ＋ | ＋＋＋ | ＋＋＋＋ | ＋＋＋＋ |
| 副作用 | なし | なし | 不明 | あり | なし |
| すぐ使える | 可 | 可 | 可 | 可 | 可 |
| 訓練の必要性 | ＋ | ＋ | ＋ | ＋＋＋ | ＋＋＋ |
| 軽量で持続 | 可 | 可 | 可 | 可 | 可 |
| 2年間使用期限 | 不明 | 可 | 可 | 可 | 可 |
| 極限状態でも安定 | 可 | 可 | 可 | 可 | 可 |
| 生物分解性 | なし | なし | あり | なし | なし |
| 費用 | 安い (〜30ドル) | 高い (〜75ドル) | 安い (〜25ドル) | 安い (30〜35ドル) | 安い (〜25ドル) |

(National Association of Emergency Medical Technicians（NAEMT）: Chapter 26: Tactical Field Care. Prehospital Trauma Life Support, Military Edition, 8th Edition. Jones & Bartlett Learning, Burlington, pp680-725, 2014 より引用)

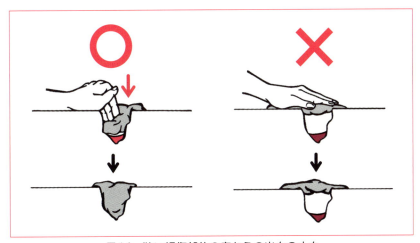

図14 狭い損傷部位の底からの出血の止血

(図14)。CombatGauze® が戦闘現場では最もよく使用され、出血部位にガーゼを当て3分間は直接適度な強さで圧迫し続けることが重要である

最新のCELOX™Gause や ChitoGauze® は、動物実験ではCombatGauze® より効果があるという報告と統計学的に優位差はないという報告があるが、戦闘現場におけるキトサン基本の止血剤の使用により副作用が増加したという報告はない。

### ④直接圧迫止血

出血血管を直接に圧迫止血する止血法を有効にするには、反対側から十分な力が入るように傷病者を固いところに寝かせ、両手で十分な力を入れて圧迫する必要がある。この処置を行った場合には、救助者はその処置に専従することとなりその他の処置を行えなくなる。また、搬送中に出血の状況を確認するために圧迫を解除することは避けねばならない。大血管損傷のみられない軽度の外出血の創は単純なガーゼ被覆を行うか、あるいは経過をみて良い。

**2章　前線医療：CUF・TFC・TEC の実践**

### ⑤内出血の対応

　内出血への対応は、迅速に医療施設に搬送することである。胸部や腹部への穿通性外傷の搬送は緊急を要する。血小板機能を抑制する非ステロイド性抗炎症薬の使用や過度の積極的輸液は避け、低体温による凝固障害を防ぎ、トラネキサム酸（tranexamic acid：TXA）を投与することによって生存率を上げることができる。

### ⑥トラネキサム酸（TXA）

　外傷患者の出血死を減少させる処置として、TXA の投与を行った調査（CRASH-2 研究）では、TXA による血管閉塞の増加はなく、特記すべき副作用も認められなかった。また、外傷後 1 ～ 3 時間までの間の TXA の投与は出血死のリスクを減少させるが、3 時間以上経過してからの投与は出血死の増加を認め、TXA の最大の効果は外傷後 1 時間以内に投与された時に得られることがわかった。外傷救急蘇生における TXA の軍事的応用（military application of tranexamic acid in trauma emergency resuscitation：MATTERs）について米国の Role3 施設で行われた研究では、896 名の輸血を受けた戦傷傷病者において、TXA 投与を受けた者の方の重症度が高かったにもかかわらず、TXA 投与しなかった者の死亡率より低かったという結果であった。

　TXA は、出血性ショック、四肢の 1 本あるいはそれ以上の切断、明らかな重篤な出血がみられる場合など大量輸血の必要性が予測される傷病者が適応となる。100mL 生理食塩水または乳酸リンゲル液に 1g の TXA を溶いて投与する。外傷後 3 時間経過した場合には使用しない、また医療施設への搬送が遅れた場合、2 回目の追加投与は血漿増量剤 Hextend® もしくは血液製剤を投与してから 1g の TXA を投与する。

## 2. A：気道

　戦場における気道閉塞は、顎顔面外傷によるものが最も多く、解剖学的な損傷と気道に垂れ込む出血の両者による。Kelly の剖検では、アフガニスタンやイラクの死者 982 名中、232 名（23％）が恐らく生存可能な外傷で亡くなり、Mabry はこの結果をレビューし、18 例（1.8％）が気道閉塞のために生存可能な損傷であったにもかかわらず死亡したと報告した。その 18 名は顔もしくは頸部への穿通性外傷であり、9 名が主要な血管損傷、8 名が重篤な気道出血であった。気道出血の 8 名のうち、外科的気道確保が 5 名に試みられたが、処置は成功しなかったと報告されている。

　気道確保が必要か否かに関しては、気道と呼吸の評価が重要であり、表 22 に示す。

　戦場における気道閉塞は、顔面や頸部への外傷によるものが典型的であるため、出血や解剖学的構造の障害により声帯がみえにくくなっていることも多い。また、意識のある顎顔面外傷傷病者はしばしば自分自身で座ったり、前屈みで気道を確保しているので（図 15）、このような傷病者を無理に臥位にしてはならない。

　一般的にバートン包帯が動揺する下顎骨折（flail mandible）に対して有用である（図 16）。これは鎮痛のために顎～頭部に包帯をかけて上顎に対して下顎を固定させる一過性の処置であるが、この処置は気道開通障害がない場合や気道が確保されている場合以外は実施してはならない。

　熱や毒ガスによる気道損傷は積極的な輸液により気道浮腫が悪化し、上気道閉塞を起こす。気道熱傷は閉鎖空間での火災や爆発の際に起こりやすく、顔面熱傷、鼻毛の焦げ、ススが混じった喀痰などの所見から判別する。喉の疼痛、嗄声、喘鳴も参考になる。TFC では、このような傷病者も外科的気道確保の対象になる。

表22 気道と呼吸の評価

| 症状・初見 | 部位 | 原因 |
|---|---|---|
| 発語あり | 気道は開通 | |
| ゴボゴボ (gurgling) | 上気道 | 血液・吐物などの口腔内・下咽頭腔内への貯留 |
| いびき (snoring) | 咽頭の部分閉塞 | 舌による上気道の閉塞。意識障害による筋緊張の消失、あるいは、爆発や鈍的外傷による下顎の構造統合性の消失で発生 |
| 嗄声 (hoarseness) | 喉頭 | |
| 喘鳴：高音域 (stridor) | 喉頭 | 喉頭（吸気喘鳴）、あるいは気管（呼気喘鳴）の部分閉塞 |
| 喘鳴：ゼーゼー (wheezing) | 喉頭 | 下気道の閉塞。既往症の増悪や浮腫、異物、血腫増大などによる気道圧迫による |
| 無声 (aphonia) | 喉頭 | 意識のある傷病者では厄介で、呼吸があまりにも短くてしゃべれない（切迫呼吸障害） |

(Hale RG, Hayes DK, Orloff G , et al.: Chapter 6: Maxillofacial and Neck Trauma. Savitsky E, Eastridge CB eds.: Combat Casualty Care-Lessons Learned from OEF and OIF. The Office of The Surgeon General Borden Institute, Fort Detrick, pp225-297, 2012 (http://www.cs.amedd.army.mil/borden/book/ccc/UCLAchp6.pdf) より引用)

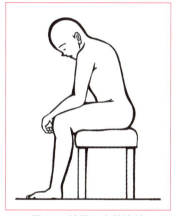

図15 前屈み座位姿勢
(sit-up-lean-forward position)

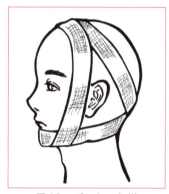

図16 バートン包帯

## ①基礎的気道確保

　意識がなく気道閉塞もない傷病者では、下顎挙上法や頭部後屈顎先挙上法による徒手的気道確保、あるいは経鼻エアウェイ、または回復体位を行う。自発呼吸があり気道閉塞がなければ経鼻エアウェイが最良であり、意識がある傷病者では経口エアウェイよりも苦痛が少ない。頭部外傷患者でよくみられる開口障害には経口エアウェイは困難であり、やはり経鼻エアウェイが有効である。また、経鼻エアウェイでは嘔吐や誤嚥の報告がない。意識がない傷病者は回復体位にし、血液、粘液、吐物の誤嚥を防ぐ。

　気道閉塞がある、もしくは気道閉塞が切迫している傷病者では、下顎挙上法や頭部後屈顎先挙上法による徒手的気道確保、あるいは経鼻エアウェイ、または座位を含む気道確保に最適な姿勢の確保か、回復体位を行う。

### ②高度な気道確保

#### a. 気管挿管

衛生兵による戦場での気管挿管実施については、「修練だけで実経験がない者に実施できるのか」「多くの衛生兵は実際の傷病者や死体でも実施したことがない」「標準的な気管挿管は白色光下で行われるが戦闘現場での白色光の使用は致命的である」「顎顔面骨骨折の傷病者の気管挿管はかなり難しい」「戦場では食道挿管が気づかれにくい」などの課題がある。

#### b. 声門上エアウェイ

Laryngeal Mask Airway（LMA）、Combitube® などは心肺停止（CPA）や挿管が困難で換気ができない時に使用されるが、どれが一番優れているかに関して明らかなエビデンスはない。

#### c. 外科的気道確保

前屈み座位姿勢で気道が確保できない場合には気管挿管より外科的気道確保（輪状甲状靭帯穿刺・切開）が好まれる。外科的な輪状甲状靭帯切開として、①Cric-Key テクニック法（好まれている選択）（図17）、②つばとカフのついたカニューレ（外径10mm 以下、内径6〜7mm、内部挿入部5〜8mm）をブジーを使って挿入する法、または③つばとカフのついたカニューレを標準的に外科的に挿入する法（最も好ましくない選択）、のいずれかを行う（付録③参照）。必要に応じてリドカインを使用する。顎顔面外傷がなく単純な意識障害には外科的気道確保の適応はない。Mabry による病院前外科的気道確保72 例の解析では、①傷病者の66％が死亡、②頭部や胸部に銃創を受傷した傷病者は全例死亡、③生存者が最多であったのは顔面や頸部の銃創もしくは爆風損傷、④失敗率は医師や医療補助者の15％に比して衛生兵は33％であった、と述べている。さらに、同氏によれば、市民への病院前外科的気道確保はパラメディックレベル（米陸軍68 分隊では救急隊員［EMT-Basic］レベル）の者によって実施されているが、それと比較しても衛生兵の失敗率は3〜5倍高かった。海軍病院での輪状甲状靭帯切開の訓練のボトムアップレビューでは、「貧弱な解剖学的教育」「喉頭の解剖に慣れた手技の欠落」「標準化されていない外科的手技の段階的訓練」「解剖学的に間違った訓練人形」「再任教育回数の標準化の欠落」の5つの問題が挙げられている。外科的気道確保の質を上げるには教育する側の技能だけではなく教育方法論も必要である。

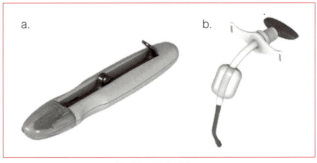

**図17　Cric-Key**
輪状甲状靭帯切開に用いる Cric-Knife（a）と Cric-Key（b）。我が国では販売されていないため、ブジー法と外科的挿入法が行われている。

### 3. R：呼吸

体幹損傷がある、またはその可能性がある傷病者が、進行性の呼吸困難を訴えた時には緊張性気胸を考え脱気する。全ての開放性胸部損傷やサッキング損傷はその皮膚の創を弁付胸部シールで被う。弁付胸部シールがなければ、弁なし胸部シールでも良い。弁なし胸部シールの使用後に緊張性気胸が発生する可能性があるため、増悪する低酸素症、呼吸困難、低血圧などを注意深く経過観察し、緊張性気胸と判断した時には胸部シールを剥がすか穿刺する。中等〜重症の頭部外傷には酸素飽和度が

90％以上になるように酸素投与が必要である。

## ①緊張性気胸の脱気

「胸部外傷側に実施される胸腔穿刺によって、緊張性気胸が惹起されなければ、傷病者の状態を著しく悪化させることはない」という考えが、戦場における針による減圧をより後押しするものとなっている。胸腔ドレナージ（胸腔チューブ）は、一般的には緊張性気胸の初期治療ではない。胸腔ドレナージは比較的熟練者にとっても難しく時間がかかる処置であり、針による脱気よりもさらなる外傷や感染の危険性の方が多いなどの理由で、戦闘現場では推奨されていない。

　緊張性気胸の診断は、体幹損傷のある、もしくは疑われる傷病者に進行性に悪化する低酸素症、呼吸困難、ショックにより推定診断するが、戦場での診断は呼吸音減弱、気管偏位、頸静脈怒張など通常いわれている身体所見にのみ頼るべきではない。

### a. 穿刺針の長さ

　第2肋間鎖骨中線（2ICS MCL）の胸筋群を通して穿刺する。若い兵士は胸筋群が厚いため、胸壁の厚さが標準的な針の長さの5cmを超える可能性があり（Harckeらの100例の剖検では平均5.36cm）、99％胸腔に達するといわれる8cmの針を使用する。たとえ戦場での厳しい状況下の実施でも、穿刺した時に空気が勢いよく流出しない場合は、針が十分胸腔に達していないか、緊張性気胸ではない、と判断する。

### b. 穿刺とドレナージ

　体幹損傷もしくは多発性外傷によってCPAに陥った傷病者は蘇生努力をあきらめる前に、両側の脱気を試みるべきである。鈍的外傷では穿刺によってかえって気胸を作る可能性があり、穿刺を考慮する際には注意して行うことが必要である。

　胸腔穿刺と胸腔ドレナージでは、穿刺の方が成功率が高いため、緊張性気胸が再発したなら、再度穿刺を行う必要がある。これが成功しない時に、胸腔ドレナージを行う。

### c. 穿刺部位

　第2肋間鎖骨中線が穿刺部位である。穿刺針・カテーテル（留置針）は第3肋骨の上を直角に穿刺し、穿刺針は抜いて、カテーテルを胸壁に固定する（付録③参照）。カテーテルの太さ程度の孔から胸腔内に多量の空気が入ることはないから、カテーテルの先に一方弁や三方活栓をつける必要はない。意識があれば座位、意識がなければ患側を下にした側臥位を取らせる。

　稀であるが致命的な合併症として、鎖骨下動脈損傷、肺動脈損傷、心タンポナーデ、重篤な出血がある。カナダの市民における研究では、胸腔穿刺が行われた17例中44％が鎖骨中線より内側に穿刺されており、合併症を避けるには穿刺は乳線上あるいはその外側を穿刺する。

　TCCCガイドラインでは第2肋間鎖骨中線以外に中腋窩線の第3ないし第4肋間を穿刺することも推奨している。米国のATLS®（Advanced Trauma Life Support®）のガイドラインは第5肋間前腋窩線も胸腔ドレナージ部位として推奨している。PHTLS（Prehospital Trauma Life Support）もこの推奨に同意しており、適応対象になる若い男性では乳腺と胸筋群の外側の境界の間に第5肋間があり、わかりやすい部位である（付録③参照）。

　穿刺後も呼吸困難が持続したり再発したりする時には、①肺挫傷、血胸、ショック、毒ガス吸入などの緊張性気胸以外の病態からの症状、②穿刺針の長さ不足、③カテーテルの閉塞や折れ曲がり、④穿刺を通して抜ける空気の量と損傷肺から胸腔へ抜ける空気の量が合致していない、などの原因を考慮する。

## ②開放性気胸の閉鎖

　開放性気胸（sucking chest wound）は戦闘現場では銃や飛翔体によることが多い。第二次世界大戦における開放性気胸は、胸膜腔へ穿通した外傷により空気が胸腔内に入り、二次的な開放口を作ったためと述べられている。胸壁に気管（成人の気管が 2.0～2.5cm、1円硬貨の直径が 2.0cm）の3分の2、あるいはそれ以上の直径の孔が開いた時に、吸気時に気管を通って肺に入る空気の代わりに、外の空気が気管を経由しないで直接胸壁の孔を通して胸腔に入る。空気が胸壁を通して入ることにより、患側の肺が虚脱し、呼吸困難、低酸素症、高炭酸ガス血症を起こす。単独の開放性気胸に関連した死亡例の報告はあまりなく、アフガニスタンやイラクでも単独の開放性気胸による死亡の報告はない。しかし、開放性気胸自体は致命的ではないとしても、結果として生じるガス交換の障害は頭部外傷傷病者に二次的脳損傷を起こす。

　従来は、3辺テーピングが推奨されていたが、有効性を確認する臨床研究は行われてはいない。開放性気胸の治療と緊張性気胸の予防に、弁付胸部シールと弁なし胸部シールが最近の動物実験で評価されている。空気は胸膜腔から流出するが胸膜腔には入らない一方向弁付胸部シール（図18）が開放性気胸の治療には使用され、通気口のある胸部シールがない時は、通気口のない胸部シールが使われる。いずれの場合も、緊張性気胸の発生を注意深く観察することが重要である。医療施設では、胸壁に開いた開放創から胸腔ドレナージを行う。

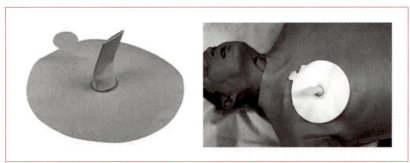

図18　一方向弁付胸部シール（Asherman chest seal™）
我が国では販売されていない。

## ③酸素投与

　前段階の CUF では酸素は、ボンベの重さや爆発による二次的な爆発の可能性があるため使用されないが、TFC では酸素投与が行われる（図19）。補助的酸素療法は、低酸素、ショック、頭部外傷に適用される。重症頭部外傷では $SpO_2$ を 90％以上に保つことが重要であり、また、高酸素血症は単独に脳血管を収縮し頭蓋内圧を減少させる。

## 4. C：循環（輸液）

　静脈路確保は一般救急では通常に行われるが、戦場では衛生兵に時間と装備の負担がかかるため医療施設前の輸液路確保と輸液は、明らかなショック、薬剤の静脈内投与が必要な場合に限り実施する。外傷外科医は傷病者の手術を想定しているため、長時間経口摂取を取らない傷病者に対しては、意識のある場合や穿通性体幹損傷があるにもかかわらず飲み込み可能な場合には経口補水を勧めている。

## 2. 戦術的野外医療（TFC）① ─基本処置：MARCH─

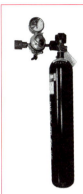
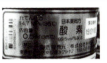

日本薬局方 3.4L 14.7MPa の酸素ボンベの酸素容量の計算
　ポアズイユ（Poisuille）の法則
　　　　（V1）（P1）＝（P2）（V2）
　　　　　V1＝使用するガスの量
　　　　　V2＝ボンベの容量
　　　　　P1＝大気圧（101kPa）
　　　　　P2＝ボンベの圧力
V1×101＝3.4×14,700 より V1＝495L となり、ボンベにも内容量は 0.5m³ と記載されている。
10L/分の流量で使用すると 50 分、5L/分では 100 分で空になる

図19　日本薬局方 3.4L 14.7MPa の酸素ボンベ

　一般には、14G の静脈針による静脈路確保が行われるが、戦場では穿刺が比較的楽な 18G が好まれる。血漿増量剤 Hextend® は 18G でも十分迅速に滴下できるし、TFC では通常血液製剤も太い静脈針を使用していない。血液製剤は次の段階である戦術的後送医療（TEC）あるいはそれ以降の医療施設で投与される。感染のリスクのため野外で挿入された静脈路は通常は医療施設において抜去される。留置針の太さによる輸液量の違いを表 23 に示した。

表23　留置針の太さによる輸液量の違い

| サイズ | 長さ（mm） | 内径（mm） | 流量（ΔP×π）μ |
|---|---|---|---|
| 14G | 51 | 1.73 | 0.0220 |
|  | 64 |  | 0.0175 |
| 16G | 51 | 1.30 | 0.0070 |
|  | 64 |  | 0.0056 |
| 18G | 32 | 0.95 | 0.0032 |
|  | 51 |  | 0.0020 |
|  | 64 |  | 0.0016 |
| 20G | 32 | 0.80 | 0.0016 |
|  | 51 |  | 0.0010 |
| 22G | 25 | 0.60 | 0.0006 |
|  | 32 |  | 0.0006 |
| 24G | 19 | 0.47 | 0.0003 |

Hagen-Poiseuille（ハーゲン・ポアズイユ）の法則
$Q = \Delta P \times (\pi r^4 / 8 \mu L)$
　r＝半径、L＝管の長さ、π＝液体の粘調度
例えば、
20G 32mm の留置針では、
$Q = \Delta P \times \pi (0.8^4 / 8\mu \times 32)$
　$= \Delta P \times \pi (0.4096 / 256\mu)$
　$= \Delta P \times \pi 0.0016\mu$
18G 64mm の留置針では、
$Q = \Delta P \times \pi (0.95^4 / 8\mu \times 64)$
　$= \Delta P \times \pi (0.815 / 512\mu)$
　$= \Delta P \times \pi 0.0016\mu$
→20G 32mm と 18G 64mm の留置針の輸液量は同じ

（上記は全てテルモ社サーフロー®留置針の規格に基づく）

　輸液路は搬送中にしばしば抜けてしまうことが多いため、米陸軍の第 75 レンジャー連隊では以下の工夫を行っている。まず 3.2cm の長さの 18G の留置針を挿入後生理食塩水でロックし、その部位を被覆する。輸液や薬剤の投与にはこの生理食塩水でロックした静脈路を使用せず、新たに挿入した同サイズの留置針から行い、終了後留置したままベルクロテープで固定する。2 番目の静脈路が医療施設前の戦場で抜けた場合に、最初に挿入した静脈路で素早く輸液を行うことができる。

### ①骨髄輸液（intraosseous infusion：IOI）

　ショック状態の傷病者の静脈路確保は困難であるため、その代わりとして IOI がしばしば使用される。FAST1®、EZ-IO®、BIG（Bone Injection Gun）、など種々の製品が使用されている（図20）。

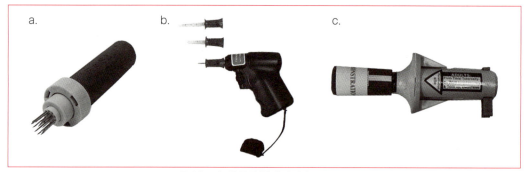

図20　各種骨髄輸液路確保用器具
a：FAST1®、b：EZ-IO®、c：BIG. ※各使用法は付録③を参照。

　FAST1®は、胸骨の骨髄を通して輸液を行うもので、暗い場所でも挿入できる。欠点は戦闘服を脱がさないと挿入できず、砲火によりさらなる外傷を受ける可能性がある。
　EZ-IO®はアフガン・イラク戦争時から使用され、本来の穿刺部位である脛骨粗面は戦場では適用されず、胸骨や大腿骨近位、脛骨近位、脛骨遠位が使用される。徒手でもバッテリーでも使用可能であるが、搬送中不用意な抜去を防ぐ固定装置が必要である。脛骨からの輸液の際に著しい疼痛がある。胸骨には脛骨用の針が使用できず、誤って脛骨用の長い針を胸骨に使用すると縦隔に輸液が投与されてしまう。
　BIGは現在、我が国の臨床の現場で使用されており成人用、小児用の2種がある。

②出血と輸液療法
　出血性ショックは、組織の灌流障害により細胞の低酸素症、嫌気性解糖、細胞エネルギー産生の減少を引き起こす。出血量とショックの症状・所見の関連性を表24に示す。

表24　出血量とショックの関係

|  | 500mL | 1,000mL | 1,500mL | 2,000mL | 2,500mL |
|---|---|---|---|---|---|
| 意識 | 清明 | 清明 | 清明だが不安 | 混乱/嗜眠 | 昏睡 |
| 橈骨動脈 | 触知 | 触知 | 恐らく弱い | 弱い | 触れず |
| 心拍数 | 正常/やや増加 | >100 | >100 | >120 | >140 |
| 収縮期血圧 | 正常 | 仰臥位で正常 | 恐らく低下 | 低下 | 著しい低下 |
| 呼吸数 | 正常 | 恐らく正常 | 30 | >35 | >35 |
| 死亡に至るか | いいえ | いいえ | 恐らく、いいえ | たぶん | たぶん |

(National Association of Emergency Medical Technicians (NAEMT)：TCCC-MP Guidelines and Curriculum (http://www.naemt.org/education/TCCC/guidelines_curriculum) より引用)

　戦場では、これらの症状と所見を迅速かつ信頼性を持って判断することが必要である。戦場でショック状態を把握する最も有用な臨床所見は、意識状態と橈骨動脈の触知の有無である。頭部外傷や薬物を伴わない意識障害や意識状態の変化（混乱や嗜眠）、橈骨動脈の脈の異常はショックと密接な関係がある。
　出血性ショックの病院前輸液の4つの目標を図21にまとめた。

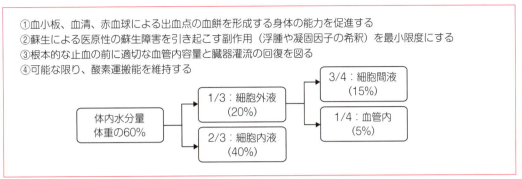

**図21 出血性ショックの病院前輸液療法の4つの目標**

(Butler FK, Holcomb JB, Schreiber MA, et al.: Fluid Resuscitation for Hemorrhagic Shock in Tactical Combat Casualty Care: TCCC Guidelines Change 14-01-2 June 2014. J Spec Oper Med 14 (3): 13-38, 2014 より引用)

#### a. 戦場での輸液療法の戦略

ATLS® コースでは、最初にクリスタロイド液（乳酸リンゲル液もしくは生理食塩水）2Lの輸液を推奨している。「コントロールされた出血モデル」すなわち出血量がコントロールされている実験や出血が止まってから蘇生が開始された実験では、クリスタロイド液やコロイド液の有益性は従来から示されてきた。しかし、「コントロールされていない出血モデル」では、止血が十分なされる前の積極的な輸液は蘇生をしない場合や低血圧蘇生に比べて生存率の改善がみられず、また、死亡率の増加との関係が示された。

クリスタロイド液やコロイド液の輸液蘇生に伴う血管拡張、静水圧の上昇、凝固因子の希釈は出血源での凝血塊形成過程を阻害し、逆に生存の機会を低下させる可能性があり、出血が止まった時にのみ輸液療法は有効との報告もある。

米国での6,855名の外傷患者の研究では低血圧は死亡率と密接な関係があるが、病院前輸液はこの死亡率を減少させなかったという結果が報告された。腹部大動脈瘤破裂患者の後ろ向き調査では、病院前に積極的にコロイド輸液を行った群の生存率が30％、手術前まで輸液蘇生を遅らせた群での生存率が77％であり、この疾患で出血が続いている傷病者では外科的止血が終わるまで積極的な輸液蘇生は延期したほうが良いと推奨している。

Bickellらは598名の穿通性体幹外傷の止血不十分な傷病者の輸液療法の解析から、低血圧の傷病者に積極的輸液療法を施行した群の方が、穿通性胸部・腹部損傷の外科的修復が終了するまで積極的輸液療法を待機した群より死亡率が高かったと報告している。

2001年の米国海軍研究所事務局（the Office of Naval Research）と米国陸軍医学研究材料指令（the U.S. Army Medical Research and Material Command）の戦場輸液療法会議において、止血がされていない状況下での制限された（低血圧）輸液療法や合成のコロイド液 Hextend® の使用は衛生兵のリュックサックを軽くし、かつ、量（大きさ）も取らないとうい利点が確認された。

TFCにおける出血の初期評価とその治療戦略は重要であり、要点を表25にまとめた。

#### b. 輸液

1996年 TCCC は蘇生輸液の選択として、TFCにおいて乳酸リンゲル液よりも HESPAN®（乳酸リンゲル液に6％の Hetastarch）を推奨していた。乳酸リンゲル液や生理食塩水の浸透圧は Na が主体をなし、Na イオンは細胞外の至るところに広く分配するため、クリスタロイド液は血管内から血管外に素早く移動してしまう。この移動が輸液蘇生と密接な関係があり、傷病者に1,000mL

**2章　前線医療：CUF・TFC・TECの実践**

表25　TFCにおける出血の初期評価と治療戦略

| 傷病者病態 | 治療 |
|---|---|
| 表面外傷（>50%） | 急速輸液不要、経口摂取を勧奨 |
| 話のつじつまが合い、橈骨動脈が触知可<br>明かな出血や低血圧を伴うあるいは伴わない重症な四肢や体幹の外傷（頸部、胸部、腹部、骨盤） | 出血は止まっており、生理食塩水ロックのままを維持。状況が許せば頻回に再評価 |
| 重篤な出血のため、話のつじつまが合わず、橈骨動脈も触知しない<br>体幹からの出血による低血圧（1,500mLの出血、もしくは30%の循環血液量の減少） | あらゆる手段：タニケット、直接圧迫、止血用資材被覆にて出血を止める。出血が制御できたら、500mLのヘスパンダー®。意識もしくは橈骨動脈が回復したら生理食塩水の維持輸液。反応がないなら、500mLのヘスパンダー®を追加してバイタルサインをモニターする。1,000mLのヘスパンダー®投与後も反応がなければ、資源をトリアージして、より救命可能な傷病者に注意を向ける（6Lの乳酸リンゲル液に相当する） |
| 出血のコントロール不可（胸部あるいは腹部） | 迅速な搬送と外科処置。それらが不可能なら、傷病者と有効な資源量を決定する。資源が限られている、もしくは、傷病者が著しく多い場合、輸液療法を傷病者に勧めるかどうか決める |
| 頭部外傷や末梢の脈が触れず、意識障害 | 末梢脈の回復のための蘇生 |

（Hastings PR, Pollak AN, Kling J: Chapter 1: Introduction to Battlefield Medicine. 68W Advanced Field Craft-Combat Medic Skills. Jones and Bartlett Publishers, Boston, pp4-20, 2010 より引用）

乳酸リンゲル液を輸液しても1時間後にはわずか200mLしか血管内に残らない。医療施設までの搬送時間が通常の都会のように15分以内（東京消防庁2014年のデータでは、平均2.4km、10分24秒）であれば問題にならないが、戦場のように搬送時間が数時間あるいはそれ以上に及ぶ状況では、クリスタロイド液の輸液で有効な循環量を維持するのは困難である。また、クリスタロイド液の輸液による細胞外の輸液空間（サードスペース）を拡張させることは肺、腹部、脳、四肢のコンパートメントなどに浮腫や機能障害を起こす可能性がある。クリスタロイド輸液への考え方とTCCCの推奨を表26、27にまとめた。

表26　クリスタロイド輸液への考え方

- 1993年の報告では出血性ショックの患者に対して排他的にクリスタロイド輸液が使用されていたが、2013年では出血性ショックの患者にはクリスタロイド輸液を最小限度に使用することが広く認められた。
- 1994年Ben Taubの報告では、出血に対する根本的治療の前に、体幹の穿通性外傷で低血圧に対する多量のクリスタロイド輸液蘇生を行った患者は、外科的止血後まで積極的輸液を遅らせた患者より、救命率が低い。

（Butler FK, Holcomb JB, Schreiber MA, et al.: Fluid Resuscitation for Hemorrhagic Shock in Tactical Combat Casualty Care: TCCC Guidelines Change 14-01-2 June 2014. J Spec Oper Med 14 (3): 13-38, 2014 より引用）

表27　輸液に関するTCCCの推奨

① 輸液路の確保と輸液はTFCまで遅らせること
② ショックではない患者に輸液路も輸液も推奨しない
③ 止血できないショック状態の患者に輸液は推奨しない
④ 止血されたショック状態の患者には、最初の治療として1,000mLのHESPAN®が推奨される
⑤ HESPAN®の推奨最大量は1,500mLである

（Butler FK, Holcomb JB, Schreiber MA, et al.: Fluid Resuscitation for Hemorrhagic Shock in Tactical Combat Casualty Care: TCCC Guidelines Change 14-01-2 June 2014. J Spec Oper Med 14 (3): 13-38, 2014 より引用）

2. 戦術的野外医療（TFC）① ―基本処置：MARCH―

　Hetastarch 分子は血管内に留まり投与した輸液量のロスがなく、また Hetastarch は浸透圧作用により間質から血管内に水分を引き込むため、実際に投与した輸液量よりもやや多めの量になる。この作用は、8 時間またはそれ以上持続する。Hetastarch の凝固系や免疫系への影響がいわれているが、1,500mL 以下の量ではこれらの影響はないと報告されている。

　1999 年リンゲル液の有害な免疫系への影響が報告されて、7.5％高張食塩水（HTS）が初期輸液として推奨され、至適な輸液を見い出す研究が多く行われた。HTS やデキストランも研究されたが、米国食品医薬品局（FDA）は両者が有効な時もあるが戦略的な環境では蘇生輸液として推奨しないと述べた。コロイド輸液に関する一般的な知識を表 28 に示す。

**表28　コロイド輸液に関する一般的知識**

- クリスタロイド輸液に比べて血清容量を増やす効果が高い
- コロイドは、ヒトアルブミン溶解液もしくは合成コロイド液が含まれる
- 合成コロイド液としては hydroxyethyl starch（HES）製剤が最も使用される
- 19の報告（1,567名）のメタ分析では、外科患者における6％HES製剤の使用調査で、HES製剤を投与された患者には術後の死亡発生あるいは急性腎不全の増加はなかった
- Cochraneのレビューでは、HES製剤もデキストランもクリスタロイド液と比較して低容量の患者の生存を改善したということはなかった
- 頭部外傷と出血性ショック（40％）についての豚の実験では、
  - ・新鮮凍結血漿（FFP）：病巣の大きさを縮小させた
  - ・Hextend®：病巣の大きさは不変であったが、クリスタロイド液に比べ浮腫を軽減した
- 2,225名の外傷患者のHES製剤研究では、
  - ・497名（22％）は6％HES製剤を24時間以内に使用した
  - ・死亡率、腎障害発生率はHES製剤使用群では21％、13％、非使用群では11％、8％であった
  - ・大量出血のdamage control surgery（DCS）蘇生、しかも病院内では、TCCCもJoint Trauma System Clinical Practice Guidelineでも、血清：赤血球：血小板＝1：1：1がコロイド液やクリスタロイド液よりも推奨される
  - ・FDAも病院内の使用では、死亡率や腎障害発生率の増加を述べているが、外傷患者の病院前のコロイド液の使用や死亡率とクリスタロイド液の大量使用に代わる輸液過多の合併症に関してはコメントをしていない

（Butler FK, Holcomb JB, Schreiber MA, et al.: Fluid Resuscitation for Hemorrhagic Shock in Tactical Combat Casualty Care: TCCC Guidelines Change 14-01-2 June 2014. J Spec Oper Med 14（3）: 13-38, 2014 より引用）

### c. Hydroxyethyl starch（HES）製剤

　HES 製剤は高度に分枝したトウモロコシ澱粉成分のアミロペクチンから、加水分解とそれに続くヒドロキシエチル化によって得られた高重合体の糖化物である。感染の危険がなく血液製剤よりも安価であるなどの利点から、血液製剤の使用前に使用されている。コロイド成分による膠質浸透圧効果によって血管内に水分を引き寄せ、循環血液量を維持する作用がある。この作用はHES の分子量と置換パターンによって異なっていて、同じ分子量でも置換パターンを変えることによって輸液効果を変えることができる。分子量が大きいほど毛細血管から漏出しにくいため循環血液量を長時間維持できるが、分子量が小さいと血管外への漏出や腎臓からの排泄により短時間で効果を失う。また、血中の α アミラーゼによってヒドロキシエチル基に置換されない部分が急速に分解され、代謝物（小さくなった HES 分子）が実際の膠質浸透圧の維持や腎排泄量対象となるため、置換度が高いほど代謝を受けにくく生体分子量も高いため、腎から排泄されにくく長時間持続の輸液効果を有する。

　各国で種々の HES 製剤が販売されており（表 29）、高分子・高置換度の製剤には出血傾向や腎

**2章　前線医療：CUF・TFC・TEC の実践**

表29　各国で使用されている HES 製剤

| 商品名 | 使用国 | 重量平均分子量（kD） | 置換度 |
|---|---|---|---|
| Hetastarch | 米国 | 670 | 0.75 |
| Pentastarch | 米国 | 260 | 0.5 |
| Elohes® | オーストラリア | 200 | 0.62 |
| Phrimmer® | ドイツ | 200 | 0.5 |
| Voluven® | 欧州 | 130 | 0.4 |
| ヘスパンダー®/サリンヘス® | 日本 | 70 | 0.55 |

（山蔭道明：Hydroxyethyl starch（HES）製剤の現状と今後の展望. Anesthesia 21 Century 11（1）：38-52, 2009 より引用して改変）

表30　Hetastarch とヘスパンダー®/サリンヘス® の比較

| | 濃度（%） | 循環血液量増加効果（時間） | 効果時間 | 最高投与量（mL/kg 5） |
|---|---|---|---|---|
| Herastarch | 6 | 100 | 5～6 | 20 |
| ヘスパンダー®/サリンヘス® | 6 | 80～90 | 1～2 | 20 |

（山蔭道明：Hydroxyethyl starch（HES）製剤の現状と今後の展望. Anesthesia 21 Century 11（1）：38-52, 2009 より引用して改変）

機能障害の合併症が懸念されるため、我が国では低分子の製剤のみが使用可能である。ヘスパンダー®やサリンヘス®は、米国の Hetastarch より分子量が小さく、置換度も低いので Hetastarch より増量効果や持続時間は悪い（表30）。戦場では搬送時間が長いことを考えると、我が国の前線医療の場面では高分子・高置換度の HES 製剤の戦場での使用を考えるべきであろう。

**d. 輸液蘇生戦略**

　出血性ショックの輸液蘇生は選択順位の高い方から、全血、プラズマ・濃厚赤血球・血小板の1：1：1、プラズマ・濃厚赤血球の1：1、プラズマ単独もしくは濃厚赤血球単独、Hextend®、クリスタロイド輸液（乳酸リンゲル液）の順であるが、TFC では、血液製剤が常に使えるとは限らない。

　ショック状態でなければ、すぐに輸液の必要性はなく、意識や嚥下機能のある傷病者には経口補水する。ショック状態で血液製剤が使用可能なら、選択順位の高い方から、全血、プラズマ・濃厚赤血球・血小板の1：1：1、プラズマ・濃厚赤血球の1：1、プラズマ単独もしくは濃厚赤血球単独、の投与を考慮する。橈骨動脈が触知する、意識が改善する、血圧 80～90mmH のいずれかを満たすまで続ける。ショック状態にあるが血液製剤が使用できないなら Hextend® を、Hextend® がなければ乳酸リンゲル液 500mL を投与し、①橈骨動脈が触知する、②意識が改善する、③血圧 80～90mmH、のいずれかを満たすまで続ける。頭部外傷であれば、脳灌流圧維持のため収縮血圧は 90mmHg 以上を目標にする。Hextend® を使用する際には、臨床的判断から必要なら 30 分以内に 2 回目を投与する。2 回目の 500mL Hextend® ボーラス投与後はクリスタロイド液あるいは追加の Hextend® の投与を続けるが、これらにより酸素運搬能が改善するわけでもなく、凝固因子も補給されないため希釈性凝固障害が起こる。

　Colonel Holecomb が 2001 年米国陸軍海軍合意会議（Army/Naval consensus conference）において、輸液蘇生における低血圧輸液蘇生を提唱し、一方、1999 年 TCCC ガイドラインでは蘇生を要する全ての傷病者に HESPAN® 1,000mL 投与を推奨した。Holecomb は全てのショックの傷病者

*42*

（末梢の脈の減弱または消失、あるいは意識の変動する頭部外傷の傷病者）に500mLのHextend®（HetastarchのHextend®形態は前線の輸液として普及しており、戦場の衛生兵の逸話ではショックの傷病者では良い結果を得られ支持されている）を投与することを提案した。輸液バッグを手で押すか、カフで圧迫するかして、可能な限り急速に投与する。30分以内に改善しなければ、さらにボーラスで繰り返す。この方法には以下3つの利点がある。

　① Hextend® 1,000mLしか必要ないので輸液の量と時間が節約できる（兵站も楽）
　②再出血の減少（止血されていない動物実験では平均94mmHgで再出血を起こすため、過度の血圧上昇を避ける）
　③止血の可否にかかわらず同じアプローチなので、簡単な訓練で十分

　頭部外傷傷病者の蘇生では、低血圧は脳灌流圧の低下により死亡率の著しい増加に関与するため、頭部外傷に伴う意識障害がある場合は、橈骨動脈が持続的に触知可能な状態を保つ必要がある。
　低血圧蘇生の概略を表31に、また、戦場での蘇生に関する現状の考え方を図22に示す。

### 表31　低血圧蘇生

- 1918年、Walter Cannonが止血できない内出血を減らすための方法として低血圧を提案した。低血圧蘇生は、外傷患者において、正常血圧より低い低血圧（収縮期血圧90mmHg以下）に耐えることにより、活動性出血と希釈性凝固障害を同時に制限し患者の予後を改善させる方法として記載された。
- 自然の凝固系、低血圧、血管攣縮が外傷性出血を一時的に止める方法と考えられた。
- この戦略は、中枢神経系損傷あるいは心血管系虚脱が著しい場合には適切ではない。
- 比較的低血圧に耐える戦略（tolerating relative hypotension）は、外科的止血の前に外傷患者に実施され、hypotensive resuscitation、deliberate hypotension、permissive hypotensionとも呼ばれる。
- 前線外科医、combat support hospital (CSH)にて実施される戦略である。
- 一般的に推奨される2つの環境は、
　①迅速に手術室に搬入され、外科的止血が迅速に行われる場合
　②地理的にも時間的にも手術室から遠方である非圧迫性の出血の患者の場合
　である。いずれも目標は最速のタイミングで手術室に搬入することである。

(Perkins JG, Beekley AC: Chapter 4: Damage Control Resuscitation. Savitsky E, Eastridge CB eds.: Combat Casualty Care-Lessons Learned from OEF and OIF. The Office of The Surgeon General Borden Institute, Fort Detrick, pp121-163, 2012 より引用)

---

**戦場では、血液量減少が通常最大の死因となる**

都会と異なり、劣悪な環境下に搬送可能な資源の量と質を考慮すべきである。蘇生過程でのどんな段階においても大量輸液は現実的な意見とはいえない。急性期の血液量減少を呈する外傷患者に対するATLS®の標準的な2Lの輸液は、兵站的な束縛のある前線では不可能であり、外科的処置が迅速に行えないコントロール困難な傷病者の救命には不利である。

収縮期血圧70～80mmHg（橈骨動脈触知）を維持することが現在広く認められている。

**図22　戦場における蘇生の考え方**

(Boffard KD: Chapter 11: Austere conditions and battlefield surgery. Boffard KD ed.: Manual of Definitive Surgical Trauma Care, 3rd Edition. CRC press, Boca Raton, pp176-188, 2011 より引用)

## 5. H：低血圧、低酸素症、頭部外傷、低体温

### ①低血圧

　輸液の目標は、橈骨動脈触知の有無、あるいは収縮期血圧 90mmHg、あるいは非頭部外傷では意識レベルの改善、である。1918 年、Walter Cannon が止血できない内出血を減らすための方法として低血圧を提案した。低血圧蘇生は、外傷患者において、正常血圧より低い血圧（収縮期血圧 90mmHg 以下）に耐えることにより、活動性出血と希釈性凝固障害を同時に制限し患者の予後を改善させる方法として記載された。この戦略は、中枢神経系損傷あるいは心血管系虚脱が著しい場合には適切ではない。

### ②低酸素症

　酸素投与はショックに伴う低酸素症、頭部外傷には実施する。特に頭部外傷では酸素飽和度 90％ 以上を維持するよう酸素投与を行う。さらに、低炭酸ガス血症とは無関係に高酸素血症は脳血管を収縮させ頭蓋内圧を低下させる。高酸素血症は脳組織酸素化を増し、重症頭部外傷の脳代謝を改善させる。

### ③頭部外傷

　最初の 72 時間以内の治療到達点は、①安定化、②損傷進行の要因を止めること、③神経学的機能の温存、④二次的脳障害を惹起する合併症の予防である。

　カプラー型ヘルメット出現にもかかわらず、OEF や OIF では鈍的あるいは鋭的頭部外傷が多かった。病院前に一過性の低酸素症あるいは低血圧のエピソードを持つ重症頭部外傷は予後が悪いことが通常診療の研究では確立されており、病院外治療では頭部外傷傷病者の低酸素症や低血圧を避ける必要がある。出血性ショックを伴う頭部外傷では、止血、気道や呼吸の適正化を行い、組織灌流の回復を図るべきである。$PaO_2$ を 60mmHg かそれ以上（酸素飽和度では 90％ 以上）、$PCO_2$ を正常の 35 ～ 40mmH に維持するべきである。頭部外傷の輸液は収縮期血圧 90mmHg 以下にならないようにする。

　鈍的頭部外傷では頸椎頸髄損傷が併発している可能性がある。頸椎固定あるいは中間位保持が推奨される。頭蓋内にガスの存在が疑われる頭部外傷の搬送では高度に注意し、また、頸椎は中間位保持を心がける。重症頭部外傷の 5 ～ 30％ に外傷後早期けいれんがみられ、二次的脳損傷を悪化させるため、気道と呼吸に留意しながらベンゾジアゼピン（筋注、静注、骨髄注、注腸）でコントロールする。

### ④低体温

　低体温は、血小板機能の低下、凝固系の活性化酵素の低下、フィブリン溶解系の変化により、凝固障害を惹起する。一般の外傷患者では救急外来に到着した時に深部体温は 36℃ 以下であったのに対し、外傷で亡くなった戦傷傷病者の 80％ 近くが 34℃ 以下であったという報告がある。戦場での低体温は戦況による長時間の搬送待機などで悪化し、外傷治療をより複雑にする可能性がある。また、ヘリコプター搬送は高度やオープンキャビンのためさらに冷えるため、傷病者の体温を 37℃ 近くまで維持しておくことが重要である。

　戦術的に許容されれば、体温低下を防ぐため、傷病者の皮膚の露出を最小限にし、衣服は可能な限り乾燥させ、また、可能な限り傷病者の表面を断熱する。保護用断熱資材として、Ready-Heat™ Blanket、Heat Reflective Shell（HRS™）、Hypothermia Prevention and Management Kit™（HPMK®）などがある（図 23）。

2. 戦術的野外医療(TFC)① —基本処置:MARCH—

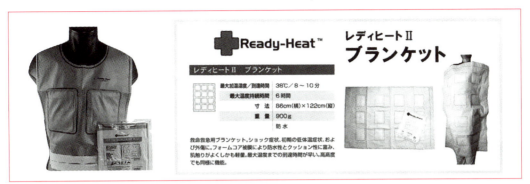

図23　保護用断熱資材
我が国ではReady-Heat™のブランケットとベストが販売されている。

# 3. 戦術的野外医療（TFC）②
## ―その他の外傷処置―

### 1. 眼外傷

穿通性眼外傷は飛翔体によるものであり、眼圧が上昇して他の損傷を併発したり、角膜や強膜から眼内容が飛び出してしまう。包帯などの被覆を行わず開放にし、ガーゼなどで圧迫せずに、固い眼帯で被う。眼帯がなければ、手持ちの器材で代用品を作る（図24）。包帯は戦場で行う処置ではないし、避け得る視力障害を起こしてしまう。戦況が許せば、目を被う前に素早く視力の検査を行う必要がある。有効な野外の視力検査の判断は良い方から、①字が読める、②指の本数がいえる、③手の動きがわかる、④光がみえる、の順であり、片方ずつ実施する。抗生剤がcombat pill case（兵士が各自携帯する薬剤品ケース）に入っているなら、モキシフロキサシン（アベロックス®）400mgを服用し、傷病者が自力で服用できないなら、静注あるいは筋注する。修復できない穿通性眼外傷は局所的な抗生剤使用（軟膏塗布や点眼）はしない。

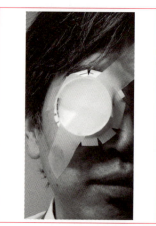

図24　ハルンカップを用いた眼球保護（eye shield）
ない物ねだりをせずに、現場で手持ちの器材で代用品を作成し処置を行う（improvised medicine：即興医学）。

### 2. モニタリングと外傷の再評価

TFCでは呼吸と脈のチェックを怠たらず、処置した外傷の再評価はもちろん、その他の外傷についても副子固定などの処置と評価を行う必要がある。中等症・重症頭部外傷にはパルスオキシメーターを装着し、酸素飽和度を90％以上に保つ。パルスオキシメーターの評価には、影響を及ぼすショックや低体温などの因子を知ることが重要である（表32）。ヘリコプター搬送では通常ヘモグロビン（Hb）の酸素飽和度が低下するが、この低下は高度による酸素分圧の低下の結果により起こる正常反応であり、酸素飽和度の解釈には酸素解離曲線の概要を知ることも重要である（図25）。

貧血があると酸素飽和度や酸素分圧が高値でも酸素含量は少なく、組織に十分酸素が供給されない。

表32　パルスオキシメーターに影響を及ぼす各種因子

| 低い値を示すアーティファクト | 高い値を示すアーティファクト | 測定不可あるいは困難 | 評価不可 |
|---|---|---|---|
| ショック<br>メトヘモグロビン血症<br>低体温 | 一酸化炭素ヘモグロビン血症 | ショック<br>血管障害<br>体動<br>過度の周辺の明るさ<br>色素沈着<br>爪の汚れ、ネイリング | 換気状態<br>酸素飽和度83％以下 |

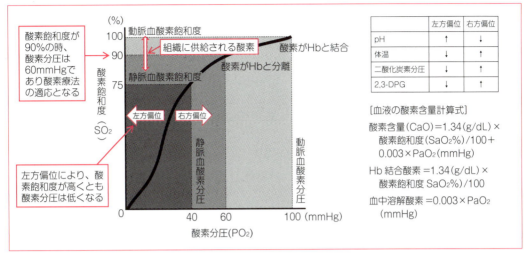

図25　酸素解離曲線

## 3. 疼痛管理

　疼痛は第5番目のバイタルサインともいわれ、対応が必要であるが、重篤な疼痛でない限り鎮痛薬を必要としない。

### ①非ステロイド性抗炎症薬（non-steroidal anti-inflammatory drugs：NSAIDs）

　軽～中等症の疼痛には、シクロオキシゲナーゼ-2（COX-2）阻害薬のメロキシカム（モービック®）が好まれ、また、NSAIDsに属する多くの薬剤が使用される。このクラスの薬剤は、シクロオキシゲナーゼ-1（COX-1）産生を抑制することにより多くが血小板機能を抑制する。アスピリンやイブプロフェン（ロキソニン®、ブルフェン®）の凝血能力に対する副作用は1週間あるいはそれ以上持続する。

　Harrisらはアフガニスタンの前線で行われた手術では、兵士が服用したNSAIDsにより誘導された凝固障害が75％に認められたと報告しているし、最近ではアスピリンを服用した外傷例の死亡率が増加したということも報告されている。たとえ軽症な外傷でも、医療施設への搬送が見込まれる傷病者では、血小板の機能障害を考えておくことが重要である。よく使用される薬剤を表33に示す。

　メロキシカムや長時間作用のアセトアミノフェンは鎮静作用がなく兵士の戦闘能力をそれ以上損なわない利点がある。イラクでは、この2つの併用が軽症な穿通性軟部組織損傷にとても有効だったという報告があり、理想的には受傷後可能な限り早期に自分で服用できるよう、この2つの薬をcombat pill caseの一部分として個人に持たせるべきである。

### ②モルヒネ

　骨折や熱傷のような重症の鎮痛には、ショックや呼吸障害を認めなければ麻薬を使用する。呼吸循環動態が安定し静脈路が確保されていれば、モルヒネは未だに優れた鎮痛薬である。鎮痛効果が迅速なため筋注より静注が好まれる（静注：30分、筋注：60分）。最初の鎮痛効果が出現する以前に筋注の反復注射を行うと予期しない過量投与のリスクが生じる。10分間毎に傷病者の状態を評価し呼吸抑制に気をつけ同量を追加投与する。米国Naval Operational Medical Lessons Learned Center（海軍戦略医学研修センター）の行った戦場の医療調査では、モルヒネの筋注はモルヒネやケタミンの静注よりも効果は弱かったが最も多く使用された。

2章　前線医療：CUF・TFC・TEC の実践

表33　よく使用される鎮痛薬

| 薬剤名 | 特徴 | 効能・用法 |
|---|---|---|
| ケトロラクトロメタミン (Toradol®、Ketorol®) | 偏頭痛、重症な背部痛に救急外来で良く使用される | NSAIDsであり血小板機能を抑制するため、TCCCや7～10日以内に作戦に召集された個人では使用を避ける |
| メロキシカム (モービック®) | TCCCの選択薬 | COX-2阻害薬で血小板機能を温存する副作用も少なく、術後疼痛に効果があり、24時間効果が持続する |
| タイレノル (タイレノール®A) | アセトアミノフェンの長時間作用形態 | 二層構造で8時間作用持続できる |
| アセトアミノフェン (カロナール®) | | メロキシカム同様、血小板機能に副作用なく、止血にも影響がない |

### ③経口腔粘膜フェンタニル（oral transmucosal fentanyl citrate：OTFC）

疼痛は強いが静脈路確保が容易でない、あるいは、できない場合（日頃から慣れていないために静脈路確保の技術が未熟、照明を使っても暗過ぎて実施が困難など）の有効な選択肢の一つである。米陸軍第75レンジャー連隊の後ろ向き調査では、病院前あるいは厳しい医療環境下では安全性、有効性、即効性、非侵襲的な除痛として OTFC が代用された。15分毎に傷病者の状態を評価し、呼吸抑制に気をつける。

フェンタニルの有効血中濃度は、手術麻酔のための血中濃度である 1 ～ 2ng/mL から深い呼吸抑制を起こす血中濃度 10 ～ 20ng/mL までの間である。OTFC1,600μgで得られる最大血中濃度は臨床治験では 2.51ng/mL であり、呼吸抑制が出現する血清濃度 2ng/mL に相当する服用量は 800μg 以上である。実際には疼痛のないボランティアでも 800μg の服用では呼吸抑制がみられず、また、疼痛のある傷病者でも疼痛刺激のため呼吸抑制はみられずショックも併発しない。

TCCC では、ショック状態にない、あるいは明らかな呼吸困難もない、またはこのどちらのリスクも重大ではないと判断した時に OTFC が推奨されている。初期投与量として 800μg が経験的に投与され、経粘膜・経皮膚吸収されるため安全な方法として、棒付トローチ剤（lollipop）が勧められる。嗜眠傾向が出現したら吐き出すか、上肢の脱力が出現したら傷病者の口から除去する。

### ④ナロキソン

麻薬で循環呼吸抑制が出現したら、麻薬がいつ投与されたとしてもすぐにナロキソンを投与する。嘔気、嘔吐が出現したら、この副作用を軽減するためにプロメタジン（抗ヒスタミン剤：ヒベルナ®）25mg を静注または筋注で投与する。プロメタジンが無効あるいは患者に合わなければ、オンダンセトロン（ゾフラン®）4mg を ODT（orally disintegrating tablet：口腔内崩壊錠）または静注、骨髄注、筋注のいずれかで投与する。15分経過して嘔気や嘔吐の改善がみられない場合には必要に応じ 8 時間毎に追加投与する。8 時間内に 8mg 以上を投与してはいけない。

### ⑤ケタミン（ケタラール®）

ケタミンはモルヒネや OTFC よりも使用頻度は少ないが、鎮痛に関しては迅速かつ有効な薬剤であり戦場での鎮痛薬の選択肢の一つである。麻薬はショックに陥りそうな状態（重篤な下車複雑爆風損傷［DCBI］、胸部や腹部の穿通性外傷、骨盤骨折）の傷病者には慎重に使う必要がある。イラクや

3. 戦術的野外医療（TFC）②　─その他の外傷処置─

アフガニスタンにおける防ぎ得た死亡の最大の原因は出血であったが、OTFC やモルヒネの投与は循環低容量性ショックの可能性を増し、重篤な出血による傷病者の死亡のリスクを増加させた。鎮静作用や嘔吐は麻薬のよく知られた副作用であり、また、麻薬使用の際に起こる低酸素症や低血圧は頭部外傷傷病者の予後を悪くする。しかし、ケタミンは麻薬投与で起こる可能性のある副作用を心配せずに鎮痛効果が得られる。

　ケタミンは脂溶性であり静注なら 1 分間以内、筋注でも 5 分以内に臨床的効果が出現する。循環動態、舌根沈下に対する影響が少なく、さらに低費用、適用の広さ、貯蔵の簡便性、優れた治療指標の点で麻薬に比べ優れている。米国軍高度局所麻酔鎮痛ハンドブック（Military Advanced Regional Anesthesia and Analgesia Handbook）でもケタミンは戦場での使用が推奨されている。鎮痛作用から鎮静作用へ移行するケタミンの容量依存性の副作用として眼振が出現することが知られており、眼振の出現あるいは疼痛の緩解がケタミン投与量の最大用量を示す所見である。

　50mg の筋注もしくは、骨髄注、静注から開始する。疼痛が治まるまで、もしくは眼振が出現するまで、1 時間までは 30 分毎に反復投与する。ケタミンは経鼻にも使用され、50mg 噴霧器で噴霧し、同じように 50mg で開始し疼痛が治まるまで、もしくは眼振が出現するまで、1 時間までは 30 分毎に反復投与する。骨髄輸液路あるいは静脈路がすでに確保されていれば、20mg を 1 分以上かけてゆっくり投与する。1 時間後は傷病者を 5 ないし 10 分毎に再評価し、5 ないし 10 分毎に痛みが止まるまで、あるいは、眼振が出現するまで、同量を反復投与する。投与中は呼吸状態や興奮状態の有無を経過観察する必要がある。頭蓋内圧亢進や眼圧亢進を起こすことが報告されているが、実際にはこのリスクは少なく、中等～重症頭部外傷や麻薬が禁忌である傷病者へのケタミン使用を妨げるものではない。量を増せば増すほど好ましくない向精神作用（過度の鎮静、認知障害、幻覚、悪夢）によってケタミンの有用性が妨げられる。ケタミンに対する化学耐性を持つ者では推奨量の 50mg に比して 500mg 筋注せざるを得ない者も報告されたが副作用は全てうまく制御されたため、著しいせん妄状態にある化学耐性を持つ者に対しても病院前で選択する薬剤の一つになっている。

　麻薬もケタミンも禁忌である即興爆発装置（IED）による多発性外傷（頭部外傷、穿通性眼外傷、病因不明あるいは既知の出血、肺損傷）の鎮痛薬の選択には二つのことを考える。一つは頭部外傷が重傷であり意識がなく鎮痛薬が必要でない場合である。もう一つは頭部外傷があるが意識があり疼痛を訴えた場合であり、この場合はケタミンが禁忌であっても OTFC やモルヒネを選択するよりケタミンを選ぶほうが良い。最近の報告では、麻薬（低血圧と低酸素症の付随する副作用）はケタミンより頭部外傷やショック傷病者の予後を悪くするというエビデンスがある。

　①～⑤の鎮痛薬の使用法を表34 にまとめた。

## 4. 抗生剤

　一般の病院前救急システムでは抗生剤は使用しない。しかし、戦場ではヘリコプターや車両搬送の準備に時間がかかり、根本治療までの搬送距離も長いため、創感染を防ぐため外傷直後に可能な限り早期に抗生剤を投与する。豚を使用した感染症の実験では、感染予防のためには外傷後 1 時間以内にベンジルペニシリン 1g 筋注を開始するべきで、抗生剤投与が外傷 6 時間後まで遅延すると効果はないことが示された。また、戦場での抗生剤投与のレビューでは医療施設まで 3 時間またはそれ以上の時間がかかる時には抗生剤を使用するように述べているが、1 時間経過した後の予防的な抗生剤の有効性には言及していない。

　意識障害や顎顔面損傷により経口服用できない傷病者や消化管への血流が消化には不十分な状態のショックの傷病者には抗生剤の非経口（静注、筋注）投与が必要である。セフォテタンは薬効範囲が

## 2章　前線医療：CUF・TFC・TECの実践

表34　鎮痛薬の使用法

| 軽～中等症の疼痛 | 中等～重症の疼痛 | 中等～重症の疼痛 |
|---|---|---|
| 傷病者は戦闘可能 | 傷病者はショックや呼吸不全ではない、あるいは、両者の重篤化のリスクがない | 傷病者はショックや呼吸不全である、あるいは、両者の重篤化のリスクが大きい |
| ・TCCCに基づくcombat pill case内の薬剤を使用する<br>・タイレノール®A 650mg 2錠を8時間毎<br>・モービック®15mgを1日1回 | ・OTFC800mg、頬と歯肉の間にトローチ剤を入れる（咬んではダメ）<br>・静脈路か確保されていれば、モルヒネはOTFCに代わる療法である。5mg静注あるいは骨髄注で、10分間観察し、必要なら10分毎に追加投与する。呼吸抑制に注意する | ・ケタラール®50mgを筋注あるいは皮内注を30分毎に反復投与<br>・ケタラール®20mgをゆっくり静注あるいは骨髄注を20分毎に反復投与<br>・目標は疼痛が軽減もしくは眼振の出現するまで |
|  | ・傷病者の武装解除が必要<br>・AVPU法（表35）により意識状態を評価する<br>・気道、出血、循環を密接に経過観察する<br>・OTFCとケタラール®は重症頭部外傷を悪化させる可能性があるが、傷病者が頭痛を訴える時にはこれらの使用を妨げるものではない<br>・眼外傷はケタラール®の使用を妨げるものではない<br>・ケタラール®はOTFCやモルヒネの補助療法として有効であり、これらの量を減らせる<br>・ケタラール®静注は1分以上かけて投与するべきである<br>・呼吸抑制が出現したら、口対口またはバッグバルブマスクで補助換気を行う |  |

表35　AVPU法

| A | 覚醒して見当識あり（alert） |
|---|---|
| V | 言葉により反応するが見当識なし（verbal stimuli） |
| P | 疼痛刺激のみに反応する（painful stimuli） |
| U | 言葉にも疼痛にも反応がない（unresponsiveness） |

広く（ブロードスペクトラム）かつ作用が12時間持続する。エルタペネム（日本未発売、カルバペネム系、Invanz®）も1日1回投与で済みかつ安全なため良い抗生剤として推奨されているが、ブドウ糖を含む希釈剤と混合してはならず、また、他の薬剤と混ぜると結晶化するため他の薬剤と混合したり同時に投与してはならない。

2002年にO'ConnorとButlerは第4世代のフルオロキノロン（キノロン系を基に人工的に合成・発展させたものでニューキノロンとも呼ばれ、殺菌作用を持つ）であるガチフロキサシン（ガチフロ®）、モキシフロキサシン（アベロックス®）を戦場の優良な経口抗生剤として提案した。ガチフロキサシンはモキシフロキサシンと比較して安価であったが、糖代謝に障害を起こすことが報告され、TCCCではモキシフロキサシンを推奨している。

医療責任者はcombat pill caseに事前に常備されている薬剤に対する兵士のアレルギーを知っておくことが重要であり、モキシフロキサシンやエルタペネムの副作用を持つ兵士に関しては適切な代替薬剤を担当医師と平常時から相談しておく。表36に抗生剤の使用法を示す。

3. 戦術的野外医療（TFC）② ―その他の外傷処置―

表36　抗生剤使用法

| 経口が可能 | 経口が不可能 |
| --- | --- |
| アベロックス® 400mg 1日1回 | ・セフォテタン 2g 静注または筋注を 12 時間毎に投与（3～5 分かけて投与）<br>・エルタペネム 1g 静注または筋注 1日1回 |

## 5. 戦場における心肺蘇生術（CPR）

　戦場では脈・呼吸がなくその他の生命兆候もない重篤戦傷傷病者には CPR は無効であり適用されない。外傷センターでも病院救急外来の緊急開胸では、Branney らの報告で 2%（14 例 /708 例）の生存、Rosemurgy らの報告では 138 例中生存者なしであり、通常でさえ心肺停止の外傷患者の CPR は大きな経済的負担となり、成功率もあまりに低いといった理由から勧められていない。

　戦場で致命的な外傷を持つ傷病者に対して CPR を行うことは、衛生兵が砲火にさらされ新たな死傷者の増加を招きかねないため、生存の可能性のある傷病者に制限すべきである。病院前の CPR は出血性ショック、頭部外傷のような戦傷関連外傷ではなく、CPR に反応する限られた疾病（低体温、溺水、電撃症）に限り行うべきである。気づかれない緊張性気胸は回復の可能性が見込まれる戦傷傷病者の心肺停止の原因であるため、TFC において脈や呼吸のない体幹損傷や多発性外傷に対しては処置を断念する前に緊張性気胸がないかを確認するため両側脱気を行うことが必要である。

## 6. 敵兵の治療

　敵兵の初期外傷治療に関しては医学的には敵も味方も変わらない。しかし、治療には戦略的なことなど医学とは別次元のことが加わり、CUF では負傷した敵兵には治療を行わない。彼らは全ての武器を放棄するか武器と分離されて脅威にはならないことが証明されるまで敵兵とみなされ、治療の対象外である。敵兵の傷病者や捕虜の待遇に関する国際条約としてジュネーブ四条約（図26）がある。

ジュネーブ四条約：戦時国際法として、傷病者や捕虜の待遇改善のための国際条約であり、1949年に締結された。

①兵士
②市民　　　→　1949年条約締結
③捕虜
④敵や占領地内の市民　―→　1977年追加議定書
　プロトコル I ：国際的な戦争の犠牲者の保護を強化
　プロトコル II ：国際的な戦争以外にも適用する

**図26　ジュネーブ四条約**

（Nott DM : Chapter 33: Deployed Field Hospitals in the Twenty-First Century. Ryan JM, Hopperus Buma APCC, Beadling CW, et al. eds.: Conflict and Catastrophe Medicine-A Practical Guide. Springer, London, pp511-529, 2014 より引用）

### 経口腔粘膜フェンタニルの使用について

　戦傷急性期での鎮痛対策として OTFC は適用外使用である。米国食品医薬品局（FDA）の安全警告では、麻薬耐性があり増悪していく疼痛があるがん患者にのみ処方されるものとしているが、がん患者の増悪する疼痛以外にも種々の症例に安全かつ有効であると報告され、野外における鎮痛薬の選択としても推奨されている。我が国では、麻薬そのものの管理が厳しく、現状の法令では、自衛隊衛生科隊員の所持や投薬は認められていない。しかし、前線医療における疼痛管理には必須であり、今後前向きに検討すべき事案であると考える。

# 4. 戦術的後送医療（TEC）

　TFC に続く搬送は、CASEVAC あるいは MEDEVAC と呼ばれる。CASEVAC（casualty evacuation）とは、受傷した地点から最初の高度な医療処置施設のある地点（Role2 あるいはそれ以上）まで傷病者を不定期に搬送することを意味する言葉である。通常、戦略的に装備した飛行機、車、ボートが使用され、赤十字マークは使用しない（図27）。一方、MEDEVAC（medical evacuation）とは医学的な傷病者の移送であり、医学的に装備された搬送形態（車、回転翼機など）を持ち、より高度な医療職やより多くの医療装備が使える。赤十字マークを使用し、ロケットやミサイルなどの攻撃的な武器を持たない。

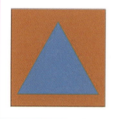

　ジュネーブ四条約第1追加議定書においては、文民保護の任務（警報の発令、救助、医療、消火など）などを具体的に定義するとともに、文民保護組織の要員や使用される建物・器材を保護するための国際的な特殊標章と身分証明書を定め、これらを識別できるようにしている。
　武力攻撃時、消防の救急車は赤十字マークではなく、文民保護標章を表示する。ジュネーブ四条約及び国民保護法の規定では、赤十字マークを表示できるのは医療目的に使用される輸送手段に限定される。

図27　文民保護標章
（防衛省・自衛隊：解説 文民保護（http://www.clearing.mod.go.jp/hakusho_data/2004/2004/html/1633c2.html）より引用）

　TCCC における3番目の治療段階 TEC での搬送は CASEVAC と MEDEVAC の両者を含む。また、aeromedical evacuation（AE）とは典型的には TCCC の枠を超え戦場の医療施設間あるいは Role4 までの航空機搬送に使われる言葉で、En route care（搬送ケア）とは傷病者搬送の全てを含む言葉として使用されている。傷病者の優先性のトリアージと医療搬送のための MEDEVAC トリアージを混同してはならない（表37、38）。

表37　傷病者トリアージと MEDEVAC トリアージ

| カテゴリー | トリアージ | カテゴリー | MEDEVAC トリアージ |
|---|---|---|---|
| delayed（待機） | 数時間、処置が待てる | priority（優先） | 4時間以内 |
| immediate（重症） | 死を防ぐための迅速な対応が必要 | urgent（緊急） | 2時間以内 |
|  |  | urgent surgical（緊急手術） | 2時間以内に高位の外科施設へ |
| minimal（軽症） | 歩行可能、軽症 | routine（通常） | 24時間以内 |
|  |  | convenience（好都合時） | 管理的搬送 |
| expectant（死亡予期） | 生存可能性低い |  |  |

（Lammie JJ, Kotora JG Jr, Riesberg JC : Chapter 2: Combat Triage and Mass Casualty Management. Martin MJ, Beekley AC eds.: Front Line Surgery-A Practical Approach. Springer, New York, pp17-31, 2011 より引用）

4. 戦術的後送医療（TEC）

表38　陸軍と空軍のトリアージの相違

| 陸軍 | urgent（緊急） | 生命、四肢、目を救うため2時間以内 |
|---|---|---|
| | urgent-surgical（緊急手術） | すぐ手術 |
| | priority（優先） | 4時間後 |
| | routine（通常） | 24時間以内 |
| 空軍 | urgent（緊急） | 警報と同時に |
| | priority（優先） | 24時間以内にピックアップ |
| | routine（通常） | 72時間以内にピックアップ（通常3～5日） |

urgent-surgical：手術が必要だが、数時間待機可能。最初に適切なカテゴリーに分類され、処置により安定し再度トリアージで低位のカテゴリーに変わる。

TECでは、CUFやTFCで行われるよりも多くのモニタリングや高度な治療が行われ、少なくとも救命士レベルの集中治療（気道確保、薬剤の経静脈投与などの高度な処置）が行え、出血性ショックには血液や血清も使用できる。

## 1. 気道確保

穿通性外傷では脊椎固定は不必要である。意識はないが気道閉塞のない傷病者では下顎挙上法あるいは頭部後屈顎先挙上法、経鼻エアウェイ、回復体位を行う。気道閉塞または切迫した気道閉塞では、下顎挙上法、あるいは、頭部後屈顎先挙上法、経鼻エアウェイ、座位も含む気道の最良位置、意識のない傷病者の回復体位を行い、無効なら器具による気道確保（声門上エアウェイ、経口挿管、輪状甲状靱帯穿刺・切開）を行う。傷病者の頭側に障害物があり、頭側からの気管挿管が困難である場合には、digital intubation（用指気管挿管）（表39）やビデオ喉頭鏡（図28）を利用する。

表39　Digital intubationの適応・非適応

| 適応 |
|---|
| ●咬まない深昏睡傷病者 |
| ●喉頭鏡が使えない、壊れている |
| ●他の挿管技術が失敗した |
| ●Confined space（閉鎖空間）のため、他の気道確保が困難 |
| ●著しい肥満もしくは短頸 |
| ●著しい喀痰で喉頭がみえない |
| ●外傷のため頭を動かせない |
| ●気道の外傷のため、挿管時の指標がみえない |

| 非適応 |
|---|
| ●自発呼吸があり、深昏睡ではなく、嚥下反射がある |

| 成功の鍵 |
|---|
| ●実践回数、経験、器用さ、指の大きさ・長さ |

| 合併症 |
|---|
| ●開口器使用のため、口唇や歯の外傷 |
| ●粗暴な行為による気管損傷、浮腫 |
| ●実施者の感染症のリスク |

| 注意点 |
|---|
| ●実施前の十分な換気、30秒以内の挿管行為 |

(American College of Emergency Physicians（ACEP）; John Wipfler E Ⅲ, Cambell JE, Heiskell LE, et al.: Chapter 14: Advanced Airway Management. Tactical Medicine Essentials. Jones & Bartlett Learning, Sudbury, pp176-197, 2012より引用)

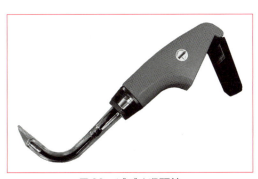

図28　ビデオ喉頭鏡
（エアウェイスコープ AWS-S100L）

航空機搬送中は高度により気圧が低下するため気管チューブのカフや声門上チューブのような器材は閉鎖空間のガスが膨張するので、与圧していない航空機内ではカフ内の空気は生理食塩水に代えておく。i-gel® (図29) のようなものはゲルにより満たされているので膨張の心配はない。

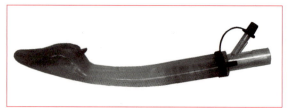

図29　i-gel®

気道閉塞がある、もしくは、気道閉塞が切迫している傷病者では、下顎挙上法や頭部後屈顎先挙上法の徒手的気道確保あるいは経鼻エアウェイ、または座位を含む気道確保に最適な姿勢の確保か、回復体位を行う。これらが成功しない時には戦況や救助者の技術や経験に照らし合わせて、声門上エアウェイ、経口挿管、外科的気道確保を行う。外科的気道確保はCric-Keyテクニック法（好まれている選択）、つばとカフのついたカニューレ（外径10mm以下、内径6～7mm、内部挿入部5～8mm）をブジーを使って挿入する法、つばとカフのついたカニューレを標準的に外科的に挿入する法（最も好ましくない選択）、のいずれかを使った外科的な輪状甲状靱帯切開を行う。必要に応じてリドカインを使用する。穿通性外傷なら頚椎固定は不要である。

### 2. 呼吸

体幹損傷の疑いのある進行性の呼吸不全患者で緊張性気胸が疑われる場合には、第2肋間鎖骨中線上を14G、8cmの針で穿刺し脱気する。代替穿刺部位として第4、第5肋間前腋窩線がある。治療効果がない、あるいは搬送時間が長い場合に胸腔ドレナージを考慮する。補助的酸素投与を必要としない場合が多いが、パルスオキシメーターにて酸素飽和度が低い、酸素化を損なう外傷、意識障害、頭部外傷（酸素飽和度90%以上を心がける）、ショック、高い高度での飛行の場合には酸素を投与する。

航空機搬送では高度と酸素分圧（$PaO_2$）の関係を知ることは重要である。高度による酸素分圧の低下は表40の式から得られ、海面上で$PaO_2$ 90mmHgの傷病者は高度5,000フィート（1,524m）では70mmHgまで低下する。また、使用する酸素ボンベの使用可能時間を知ることは長時間搬送には欠かせない事柄である（図19）。また、ボイルの法則から、体内の空気、たとえばイレウスの腸管内空気も高度が上昇するにつれ膨張することがわかり、体内に空気のあるような疾病は前もっての処置が必要とされる。

開放性気胸、サッキング胸部損傷（胸部吸込創）は弁付胸壁シールで素早く対応する。弁付胸部シールがない場合はその後の緊張性気胸の発生に注意しながら弁なし胸部シールで代用する。低酸素症、

表40　高度と酸素分圧（$PaO_2$）の関係

| 高度と$PaO_2$の関係 |
|---|
| $PaO_2$（高度）$= 22.8 - 2.74(X) + 0.68(Y)$<br>　　X＝海面から何千フィートの高度（5,000フィートなら5）<br>　　Y＝傷病者の海面での$PaO_2$<br>　海面上で$PaO_2$が90mmHgの人間は5,000フィートの高度での$PaO_2$はこの式から<br>　　5,000フィートの高度の$PaO_2 = 22.8 - 2.74 \times 5 + 0.68 \times 90 = 70.3$mmHg<br>　となり、70mmHgまで低下するとわかる。 |

(Martin T: Chaper 11: Clinical Consideration in Transport of the Ill and Injury. Aeromedical Transportation-A Clinical Guide, 2nd Edition. Ashgate, England, pp149-161, 2005 より引用)

呼吸障害、低血圧が増加したなら緊張性気胸を疑い、胸部シールを除去したり、胸部シールを少し剥がしてげっぷさせて排気させたり、胸腔穿刺する。サッキング胸部損傷は弁なし胸部シールで緊張性気胸のリスクが増すが、弁付胸部シールでその危険が減少する。高度により気圧が低下するため、胸腔内に閉じ込められているガスは膨張するため（表41）、緊張性気胸のリスクが高まるので開放性気胸や緊張性気胸の治療後も注意することが重要である。

表41 搬送中の生理学

- 低酸素症（健常人）
  8,000フィート（x30cm）の高度にあわせた機内では$SpO_2$：90%、2L/分投与で$SpO_2$：98〜100%
- Dysbarism
  減圧により1Lの空気が3,000mでは1.5L、9,600mでは3.0Lになる
- 湿度
- 加速/減速、重力ストレス
  離着陸：頭蓋内圧亢進（IICP）の患者は、離陸時は頭を前、着陸時は頭を後に
- 振動
- 騒音
  聴診は不可能、音性モニターは使用不可
- 低温
  機内は冬季で15〜25℃、夏季で20〜35℃
- Third-spacing
  血管内から血管外に漏出：浮腫、脱水、低容量
- 汚染された患者の搬送（隔離・分離）

　TECでは酸素が使用できるので、意識障害やガス交換障害（気道熱傷、煙や有毒ガスの吸入）、肺損傷を伴った鈍的あるいは穿通性外傷、ショック状態、パルスオキシメーターで酸素飽和度が低下している者には補助的酸素療法を行う。特に、頭部外傷では、酸素飽和度90％以上を心がける。

　搬送中に人工呼吸管理が必要な時には、種々の携帯用の人工呼吸器が販売されているが、電源不要で酸素ボンベ圧だけで駆動し、しかも軽量、簡便、かつ使い捨てできるレスピロテックが便利である（図30）。高流量の酸素（10〜15L/分）が必要で、日本薬局方3.4L 14.7MPaの酸素ボンベで30〜50分程度しか使用できないことが欠点である。

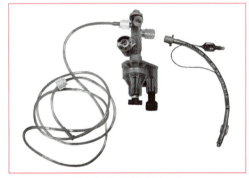

図30　レスピロテック

レスピロテックは持続強制換気（CMV）、間歇的強制換気（IMV）、同期式間歇的強制換気（SIMV）、の呼吸様式と呼気終末陽圧（PEEP）が使用できるが、酸素圧による駆動のため高流量の酸素が必要である。

## 3. 出血

　気づかなかった出血や止血した全部の出血箇所の再評価をする。解剖学的に適用可能な部位あるいは生命危機を起こすような外傷性切断の外出血に対しては、出血部位より5〜8cm近位の部位に皮膚の上から直接タニケットをかけ止血する。最初のタニケットにて止血が不十分なら、2本目のタニケットを平行にかける。タニケットが適用できない、または、タニケットを外した後の補助療法とし

て、圧迫可能な出血には止血用資材として CombatGauze® を使う。CombatGauze® を当てた後は少なくとも 3 分間直接圧迫することが重要である。出血性ショックに対して蘇生行為を行った傷病者ではタニケットを外す前に、末梢脈や意識の状態を確認する。出血部位が結合部タニケットの適応なら迅速に使用し、結合部タニケットがない、または準備中なら CombatGauze® などの止血用資材で圧迫止血する。

　皮膚の上から直接タニケットをかける前に創部を露出しタニケットが必要か否かを決定し、戦闘服の上からかけてあるタニケットを外し、創部から 5 〜 8cm 近位部の皮膚に直接タニケットをかける。出血が続く、あるいは末梢の脈が触知できる場合には、戦況や時間が許せば、出血が止まるか、あるいは末梢脈が触れなくなるまで、タニケットをさらにきつく締める、または 2 番目のタニケットを平行にかける。

　タニケットや結合部タニケットは、①傷病者がショック状態ではない、②出血の密接な観察が可能、③タニケットが四肢切断からの止血に使用されていない、のいずれかに該当する時には、止血用資材や圧迫用資材に代える。止血がタニケット以外の物に代用可能なら 2 時間以内に全ての努力をすべきである。密接なモニタリングや検査能力がないなら 6 時間以上継続したタニケットは除去してはならない。血流遮断時間の長短は重要であり、タニケットを使用した時刻は必ず消えないインクではっきりと記入する。

## 4. 静脈路確保

　静脈路が必要か再評価し、必要なら 18G の留置針で確保し輸液を開始するか、または生理食塩水でロックしておく。静脈路が確保できず蘇生が必要なら骨髄路を確保する。

## 5. トラネキサム酸（TXA）

　TXA は多量の輸血を必要と予想される傷病者（出血性ショック、1 または 2 肢の四肢切断、穿通性体幹損傷、多量出血の可能性濃厚）には 3 時間以内に 1g を 100mL の生理食塩水あるいは乳酸リンゲル液に溶解し投与する。2 回目の 1g は Hextend® やその他の輸液療法の後に追加する。Echelon における大量輸血を必要とするデータを図 31 に示した。

## 6. 頭部外傷

　中等〜重症の頭部外傷は、意識レベル、瞳孔径、収縮期血圧（>90mmHg）、酸素飽和度（>90％）、低体温、炭酸ガス分圧（35 〜 40mmHg を維持）、穿通性頭部外傷（あるなら抗生剤投与の有無）、脊椎損傷の有無を観察する。意識障害と片方の瞳孔の拡大時は切迫脳ヘルニアを疑い 3 〜 5％の高張食塩水 250mL をボーラス投与し、頭位 30 度挙上、過呼吸（呼吸数 20 回、終末呼気炭酸ガス分圧 30 〜 35mmHg、$SpO_2$>90mmHg を目指し吸入気酸素濃度を上げる）などの頭蓋内圧降下処置を行う。観察項目と頭蓋内圧降下処置を表 42、終末呼気炭酸ガス分圧測定器を図 32 に示した。

　過呼吸は酸素投与しつつバッグバルブマスク換気で行うが、切迫脳ヘルニアの所見がない時には行わない。

## 7. 輸液蘇生

　出血性ショックの傷病者への蘇生輸液の選択は最適なものから並べると、①全血、②プラスマ・濃厚赤血球・血小板の 1：1：1、③プラスマ：濃厚赤血球の 1：1、④ Hextend® あるいはクリスタロイド輸液（乳酸リンゲル液）単独、の順である。出血性ショックでは目標収縮期血圧を 80 〜 90mmHg

4. 戦術的後送医療（TEC）

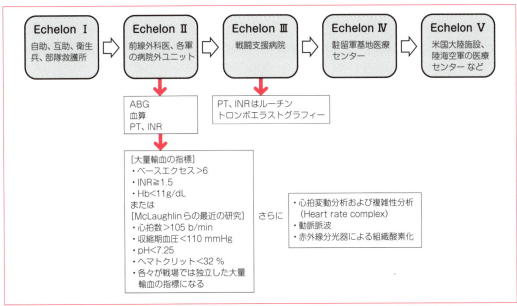

図31　大量輸血を必要とするデータ
（Perkins JG, Beekley AC: Chapter 4: Damage Control Resuscitation. Savitsky E, Eastridge CB eds.: Combat Casualty Care-Lessons Learned from OEF and OIF. The Office of The Surgeon General Borden Institute, Fort Detrick, pp121-163, 2012 より引用）

表42　観察項目と頭蓋内圧降下処置

| 中等〜重症頭部外傷のモニタリング項目 | 頭蓋内圧降下処置 |
|---|---|
| 意識レベル低下<br>瞳孔拡大<br>収縮期血圧＞90mmHg<br>酸素飽和度＞90%<br>低体温の有無<br>炭酸ガス分圧：35〜40mmHg<br>穿通性頭部外傷、脊椎損傷の有無 | 3%もしくは5%高張食塩水250mLボーラス投与<br>30度頭部挙上<br>過換気<br>呼吸数20回<br>終末呼気探査ガス分圧を30〜35mmHg |

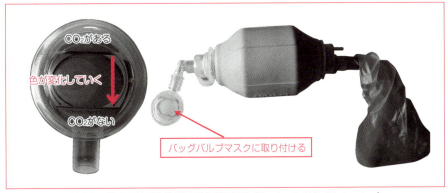

図32　終末呼気炭酸ガス分圧測定器（Ambu® CO₂ Detector）

## 2章　前線医療：CUF・TFC・TEC の実践

に維持することが原則であるが、頭部外傷による意識障害に対しては収縮期血圧を最低 90mmHg に維持する。

　頭部外傷を伴わない出血性ショックでは意識や末梢の脈の状態を再評価し、血圧測定が可能なら目標収縮期血圧を 80 〜 90mmHg に維持する。ショック状態でない場合は輸液は不要であり、意識がありかつ嚥下が可能なら経口補水を行う。ショック状態にもかかわらず血液製剤がない場合は Hextend® 500mL をボーラス投与し、ショックが続くなら 30 分後に追加投与する。あくまで目標血圧を維持するに必要な量だけの Hextend® あるいはクリスタロイド液を投与する。血液製剤が使用可能なら全血を利用する。全血がなければプラズマ：濃厚赤血球：血小板を 1：1：1 の割合で投与し、これもなければプラズマ：濃厚赤血球の 1：1 を投与する。または、乾燥プラズマ、あるいは凍結血漿か、濃厚赤血球単独で使用する（表 43）。

表43　輸液戦略

| ショック（−） | ショック（＋）血液製剤（＋） | | ショック（＋）血液製剤（−） |
|---|---|---|---|
| ・輸液は不要<br>・可能なら経口補水 | ・全血<br>・プラズマ：濃厚赤血球：血小板の 1：1：1 投与<br>・プラズマ：濃厚赤血球の 1：1 投与<br>・乾燥プラズマ、または凍結血漿か、濃厚赤血球単独 | | ・Hextend®<br>・乳酸リンゲル液<br>・必要に応じて 500mL 追加投与 |
| | 目標収縮期血圧 80 〜 90mmHg | | |

全血やアフェレーシス血小板を用いた1：1：1投与法は、1：1：1をサポートするFDA準拠の血液製剤や1：1：1投与が期待した効果を挙げない時のみ使用する。

　最近では、10 単位以上の濃厚赤血球の大量輸血が必要な重症外傷傷病者には新鮮凍結血漿と濃厚赤血球を 1：1 で投与する蘇生行為が増え、6 時間以内の早期新鮮凍結血漿の投与は生存を最大にするためには重要である。このようなダメージコントロール蘇生（damage control resuscitation：DCR）（表 44）は出血により失われた凝固因子を回復し、酸素運搬能力を高めると同時に凝固機能を改善する。英国の Medical Emergency Rescue Team（MERTs 救急救助医療チーム）は通常濃厚赤血球とプラズマを装備しており（表 45）、濃厚赤血球は米国の空軍衛生兵（Air Force Pararescue teams：PEDRO）と米軍 MEDEVAC（ダストオフヘリコプター医療搬送：DUSTOFF）unit も装備している。これら血液製剤の投与が搬送中の血行動態を改善している。

　DCR の論文では血小板の使用も議論されているが、戦場では血液銀行の技術がなく病院前での血小板の使用はできない。TEC では、通常は収縮期血圧 90mmHg を目標とし、頭部外傷があるなら少なくとも 90mmHg に保つよう実践する。ダメージコントロール手術とダメージコントロール蘇生の概念を図 33、ダメージコントロール戦略を図 34 に示した。

## 8. 低体温予防

　皮膚の露出を避け、可能なら濡れた衣服を渇いたものに着替え、可能な限り表面を保護用断熱資材で覆う。Ready−Heat™ Blanket、Hypothermia Prevention and Management Kit™（HPMK®）、Heat Reflective Shell（HRS™）などを使用する。これらがない時には、ポンチョタイプインナー、寝袋などを使い体温を維持し傷病者を濡らさないよう心がける。また、血液製剤を含む全ての輸液を温めるための携帯型ウォーマーなどの加温機の使用の他、ドアが開いていたら閉めて傷病者を守るなどの一般的な注意も忘れてはならない。

## 表44 ダメージコントロール蘇生

2つの部分から構成される
①術前輸液療法は、止血した血管からの再出血を防ぐため血圧を90mmHgに保ち、傷病者の意識レベルや橈骨動脈の触知を目安にする
②血管内容量補正は、少なくとも1：1あるいは1：2の濃厚赤血球や血小板を用い、初期蘇生輸液として凍結血漿により実施される

- 輸血は特に重度のショックの傷病者にとっては「黄金の選択肢」であるが、前線では手に入り難い。そのため、他の輸液など（クリスタロイド輸液[乳酸リンゲル]、コロイド液[ヘスパンダー®]、高張食塩水、高張食塩水＋コロイド液）が使用される。どれが良いか結論は出ていないが、出血のコントロール不能な傷病者では輸液の量や輸液速度は重要ではない
- 輸液路の確保は困難であり、IOI（骨髄内輸液）は魅力的な方法である
- 傷病者のさらなる低体温を防ぐため、輸液の加温は重要であるが、現場ではエンジンの過熱を使うなどimprovisation（既興の代用品）が有用である
- 止血：圧迫、局所の資器材（ゼオライト、キトサン）、タニケットを使用する
- 止血後、ダメージコントロール外科が可能な外科施設へ搬送する
- 蘇生輸液は最小限度に、早期の輸血や血液製剤投与は有効である

（Boffard KD: Chapter 11: Austere conditions and battlefield surgery. Boffard KD ed.: Manual of Definitive Surgical Trauma Care, 3rd Edition. CRC press, Boca Raton, pp176-188, 2011 より引用）

## 表45 英国のプロトコル

①外傷後最初の時間は、まず橈骨動脈の触知を目指し、その後、正常血圧に戻す
　混成の蘇生法として知られ、戦傷外傷救命処置（battlefield advanced trauma life support：BATLS）として教えられている
②血液凝固学的医療
　輸血と血漿・血小板（血液：血漿＝1：1）
③加療の輸液に注意
④TXAの早期使用
⑤血液ガス、乳酸、Ca、K
　Caが低下し、Kが上昇する
⑥爆風肺損傷なら急性呼吸窮迫症候群（acute respiratory distress syndrome：ARDS）プロトコルに沿った人工呼吸
⑦正しい連続した処置が可能なよう麻酔と外科のチームが密接に活動する

（Boffard KD: Chapter 11: Austere conditions and battlefield surgery. Boffard KD ed.: Manual of Definitive Surgical Trauma Care, 3rd Edition. CRC press, Boca Raton, pp176-188, 2011 より引用）

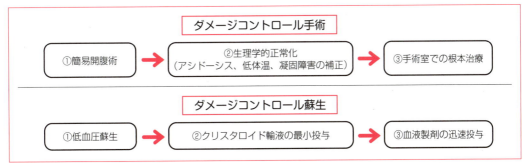

図33　ダメージコントロール手術とダメージコントロール蘇生

（Holcomb JB, Nunez TC: Chapter 4: Damage Control Resuscitation. Martin MJ, Beekley AC eds.: Front Line Surgery-A Practical Approach. Springer, New York, pp47-58, 2011 より引用）

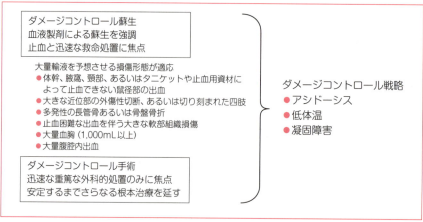

**図34 ダメージコントロール戦略**

(Savitsky E, Eastridge CB eds.: Combat Casualty Care−Lessons Learned from OEF and OIF. The Office of The Surgeon General Borden Institute, Fort Detrick, 2012 (http://www.cs.amedd.army.mil/borden/portlet.aspx?id=a0798abf-8cf0-4af2-9043-86ecd9935057) より引用)

## 9. 穿通性眼外傷

視力検査を行い、固い眼帯で目を被い（圧迫してはいけない）、モキシフロキサシン（アベロックス®）400mg を服用させる。経口投与が困難なら筋注か静注で投与する。

## 10. モニタリングと生体力学

傷病者観察や評価のためパルスオキシメーターやその他のモニター機器を使うが、特に頭部外傷ではパルスオキシメーターは重要である。創部の観察と処置、並びに付随した他の創部の探索も怠ってはならない。TEC では雑音や振動、夜間の灯火制限のため傷病者の十分な観察や評価は困難である。たとえば、ヘリコプター搬送では、騒音のため頸部や胸部の聴診は困難で、振動などにより動脈の触診さえ妨げられる。このような環境下では、電気生理学的なモニターが必要不可欠であり、血圧、脈拍、パルスオキシメーター、カプノグラフィー（呼気炭酸ガス分圧計）が有用である。酸素飽和度の低下や呼気炭酸ガス分圧の消失により食道挿管が診断される。高度による酸素化に対する重大な影響の察知にはパルスオキシメーターの理解が必要であり、高度と酸素飽和度の減少の関係を**表46** に示した。山越えや与圧されていないキャビンの際に役に立つ。

航空機搬送に際しては、高度と酸素飽和度の関係だけではなく、生体力学に関する知識が重要であり、加速、振動、騒音、乗り物酔いについて**表47** に示す。

加速による循環動態への影響はショック、頭蓋内圧亢進の際には重要である。線状加速では、脱水の傷病者を進行方向に対し頭側を前に向け搬送すると、血液が下半身方向に蓄積し静脈灌流が低下し血圧が低下する。頭蓋内圧亢進の傷病者の頭部を進行方向に対して尾側に向けると、血液が頭側に移動し頭蓋内圧がさらに亢進する。回転では、着座している脱水の傷病者が回旋により遠心力で血液が下半身に移動し静脈灌流が低下し血圧が低下する（**図35**）。

## 11. 疼痛管理

### ①疼痛の程度と薬剤投与

戦場における疼痛の程度と鎮痛薬投与の方法については**表48** に示す。

表46　高度と酸素飽和度の減少の関係

| 高度 | 酸素飽和度（%） |
|---|---|
| 海面 | 97 |
| 5,000フィート（1,524m） | 96 |
| 8,000フィート（2,438.4m） | 93 |
| 12,000フィート（3,657.6m） | 86 |

表47　生体力学（biodynamics）

- 加速
  短時間の加速
  長時間の加速
  線状加速
  遠心加速
- 振動（振動数：0.1〜40Hz）
  低容量（脱水）の傷病者の悪化
  血管収縮
  発汗の減少
  医療器具の接続脱落
- 騒音
- 乗り物酔い（振動数：0.1〜0.8Hz）

（Martin T, Glanfield M: Chapter 5: The Biodynamics of Flight. Martin T : Aeromedical Transportation-A Clinical Guide, 2nd Edition. Ashgate, England, pp55-62, 2005 より引用）

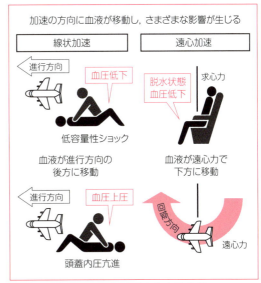

図35　生物的動力的生体力学

（Martin T, Glanfield M: Chapter 5: The Biodynamics of Flight. Martin T : Aeromedical Transportation-A Clinical Guide, 2nd Edition. Ashgate, England, pp55-62, 2005 より引用して改変）

表48　疼痛の程度と鎮痛薬投与

| 軽〜中等症 | 中等〜重症 | 中等〜重症 |
|---|---|---|
| 傷病者は戦闘行為可能 | ショック、呼吸不全ではないし、その可能性も低い | ショック、呼吸不全またはその可能性大 |
| ・タイレノール®A（アセトアミノフェン）650mg 2錠を8時間毎<br>・メロキシカム（モービック®）15mgを1日1回 | ・OTFC800μg<br>・頬と歯肉の間に棒付トローチ剤（lollipop）を入れる（飲み込んだり咬んだりしない） | ・ケタミン（ケタラール®）50mgを筋注か皮内注<br>・ケタミン20mgを静注か骨髄注、30分後に同量を筋注か皮内注または20分後に20mgを静注もしくは骨髄注、目標は疼痛の緩解もしくは眼振の出現まで |

　OTFCやケタミンの投与後は武装解除することが必要である。意識状態は麻薬やケタミン投与前にAVPU法（表35）で評価し、気道、呼吸状態、循環を緊密に経過観察する。

### ②経口腔粘膜フェンタニル（OTFC）

　OTFCは棒付トローチ剤（lollipop）を戦場では使用し、飲み込んだり咬んだりせずに口腔内で溶かす。経皮吸収もあるため傷病者の指にテープで貼る方法もある。15分毎に再評価し疼痛コントロールに必要なら呼吸抑制に注意しながら2回目のトローチ剤を別の頬に入れる。

### ③モルヒネ静注

静脈路が確保できたら、OTFC の代替えとしモルヒネを使う。5mg を静注か骨髄注し、10 分後に再評価する。呼吸抑制をみながら、激しい疼痛に必要なら 10 分毎に追加投与する。麻薬鎮痛薬使用時には、ナロキソン（0.4mg 静注もしくは筋注）が有効である。

### ④ケタミン（ケタラール®）

傷病者がショック、呼吸不全、その両方の重篤な危険性があるなら、鎮痛よりも生存するチャンスを最大にすることが優先される。ケタミンと OTFC は頭部外傷や眼損傷を悪化させる可能性があるが、傷病者の疼痛が強い時にはケタミンや OTFC 投与を妨げるものではない。ケタミン使用によるさらなる眼障害の危険は低い。

ケタミンは効果的な鎮痛を得るために必要な麻薬の量を減らすことが可能であり、既にモルヒネや OTFC を投与された傷病者にも安全に使える。ケタミンの静注は 1 分間以上の時間をかけて行う。麻薬やケタミンの投与後呼吸抑制が起きたら、バッグバルブマスクあるいは口対マスクで補助換気する。嘔気や嘔吐には、必要に応じて、プロメタジン（ヒベルナ®）25mg を静注、筋注、骨髄注する。

オンダンセトロン（ゾフラン®）は嘔気と嘔吐に使用され 4mg を経口あるいは静注、骨髄注、筋注のいずれかで投与する。15 分後に嘔気・嘔吐が改善しなければ 8 時間毎に 4mg を投与するが、8 時間の間に 8mg 以上投与してはならない。

## 12. 抗生剤

開放性損傷のある全ての傷病者が対象であり、経口が可能ならモキシフロキサシン（アベロックス®）1g/1 日、ショックや意識障害のため経口投与が不可能なら、セフォテタン 2g 静注（3 〜 5 分かけて投与）あるいは筋注を 12 時間毎に投与、または、エルタペネム（日本未発売、カルバペネム系）を 1 日 1 回 1g 静注あるいは筋注する。

## 13. 熱傷

顔面熱傷は、特に閉鎖空間では気道熱傷を伴う可能性があるため気道や酸素飽和度のモニタリングを積極的に行いつつ、呼吸不全や酸素飽和度低下に対して早期の外科的気道確保を考慮する。熱傷の管理には、熱傷の深さと面積が重要であり、熱傷深度は図 36 のように規定される。

熱傷面積の計算は、「9 の法則」を用い、熱傷面積（total body surface area：TBSA）の評価を行う。熱傷面積の評価法の 9 の法則と手掌法を図 37、38 に示す。

一般的に重症熱傷とは、Artz の基準における重症（Ⅱ度熱傷 ≧ 30％、Ⅲ度熱傷 ≧ 10％、顔面、手足のⅢ度熱傷、電撃症、下顎熱傷、合併症併存［気道熱傷、軟部組織損傷、骨折］）、または burn index（Ⅱ度熱傷面積％× 1/2 ＋Ⅲ度熱傷面積％）≧ 10 〜 15、または prognostic burn index（burn index ＋年齢）≧ 80 〜 100（救命率 50％程度）を指す。

20％以上なら乾燥した滅菌覆布で被い、低体温から保護するため、保護用断熱資材を取り出して被う。また、輸液も加温機で温めることが必要である。

20％以上の TBSA なら、静脈路あるいは骨髄路を確保し素早く輸液療法を開始する。乳酸リンゲル液、生理食塩水、あるいは Hextend® で開始する。Hextend® を使用するなら 1,000mL 以上は投与せず、乳酸リンゲル液もしくは生理食塩水を追加する。

輸液量は米軍外科研究所（USAISR）の「10 の法則」に従い、乳酸リンゲル液初期輸液量は 40 〜

80kgの成人に対しては％TBSA×10mL、80kgを超える場合は10kg毎に初期輸液に100mL/時間を増やす。輸液量の計算法としてParkland法、輸液量法の10の法則とBrookeの変法があり、**表49**に示す。

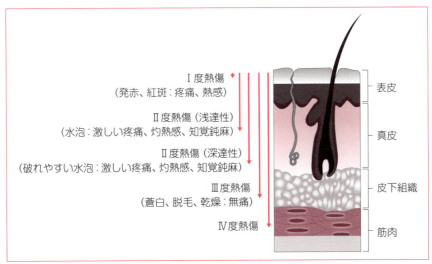

**図36　熱傷深度**

(Renz EM, Cancio LC: Chapter 12: Acute Burn Care. Savitsky E, Eastridge CB eds.: Combat Casualty Care-Lessons Learned from OEF and OIF. The Office of The Surgeon General Borden Institute, Fort Detrick, pp593-638, 2012（http://www.cs.amedd.army.mil/borden/book/ccc/UCLAchp12.pdf）より引用)

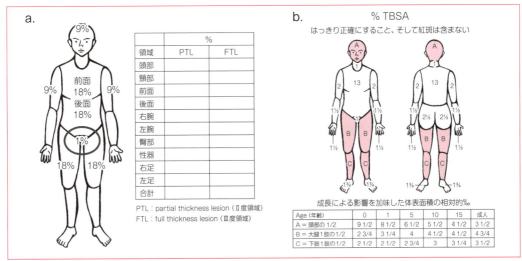

**図37　9の法則とLund-Browder chart**

a：9の法則、b：Lund-Browder chart。小児は成人と身体のプロポーションが異なり、頭部が大きく、四肢が小さいので9の法則は適応されないため、Lund-Browder chartがより正確なため利用される。

(Renz EM, Cancio LC: Chapter 12: Acute Burn Care. Savitsky E, Eastridge CB eds.: Combat Casualty Care-Lessons Learned from OEF and OIF. The Office of The Surgeon General Borden Institute, Fort Detrick, pp593-638, 2012（http://www.cs.amedd.army.mil/borden/book/ccc/UCLAchp12.pdf）より引用)

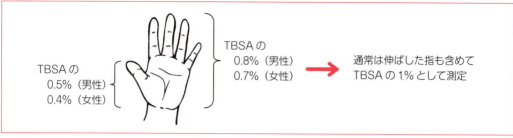

図38 手掌法

手掌法は、傷病者の手掌を用い、小さな熱傷面積を評価するため広く長い間使われている。手掌自体の平均の大きさ（伸ばした指は含まない）は男性でTBSAの0.5%、女性で0.4%である。指を広げた状態で、男性で0.8%、女性で0.7%である。BMI（body mass index）が大きくなれば、体表面積も大きくなるので、手掌の占めるTBSAは小さくなる。したがって、たいていの場合は、傷病者の指も含めた面積がTBSAの1%と考えられる。
(National Association of Emergency Medical Technicians (NAEMT): Chapter 15: Burn Injuries. Prehospital Trauma Life Support, Military Edition, 8th Edition. Jones & Bartlett Learning, Burlington, pp407-428, 2014 より引用)

表49 熱傷の輸液療法

| Parkland法 | 最初の8時間に半分量、次の16時間に残った半量投与する<br>4mL×体重（kg）×%TBSA |
|---|---|
| USAISR<br>輸液量法の10の法則 | %TBSA×10＝初期の1時間当たりの輸液量 |
| Brookeの変法<br>成人<br>小児 | 最初の8時間に半分量、次の16時間に残った半量投与する<br>2mL×%TBSA×体重（kg）<br>3mL×%TBSA×体重（kg） |

尿量測定をし、成人なら30〜50mL/時間、小児なら1〜2mL/kg/時間の尿量確保を目指し、不足分をボーラスで投与するのではなく、尿量をみながら輸液量を20〜25%の上下で調節する。過量投与は、いわゆる蘇生による病的状態、上気道閉塞、肺および脳浮腫、コンパートメント症候群を引き起こす。
(National Association of Emergency Medical Technicians (NAEMT): Chapter 15: Burn Injuries. Prehospital Trauma Life Support, Military Edition, 8th Edition. Jones & Bartlett Learning, Burlington, pp407-428, 2014 / Renz EM, Cancio LC: Chapter 12: Acute Burn Care. Savitsky E, Eastridge CB eds.: Combat Casualty Care-Lessons Learned from OEF and OIF. The Office of The Surgeon General Borden Institute, Fort Detrick, pp593-638, 2012 (http://www.cs.amedd.army.mil/borden/book/ccc/UCLAchp12.pdf) より引用)

熱傷の現場における輸液の有効性は、Montanらによれば熱傷面積に左右され、Ⅲ度熱傷に対して迅速に輸液を行った場合と24時間後に輸液を行った場合では熱傷面積が25〜55%の場合に死亡率に差が出ると報告している。すなわち、現場での輸液は25〜55%のⅢ度熱傷の場合には有効であるが、それ以上の熱傷面積では現場での輸液は死亡率を低下させない。また、25%以下の熱傷面積では、輸液も経口補水も死亡率に差がない（図39）。

熱傷に出血性ショックが併発していた場合には、熱傷ショックの蘇生よりも出血性ショックの蘇生を優先する。また、熱傷は疼痛管理も重要な側面であり、鎮痛はOTFC 1g/kg あるいはモルヒネ0.1mg/kgにてコントロールする。エントノックスも鎮痛には有効である（図40）。各段階における熱傷管理を表50に示した。

## 14. ショックパンツ（pneumatic antishock garment：PASG）

骨盤骨折には有効な場合もあり骨盤と腹腔内出血の止血にも使えるが、胸腔や脳損傷には禁忌であり、適応の拡大には注意深く経過観察が重要である。

4. 戦術的後送医療（TEC）

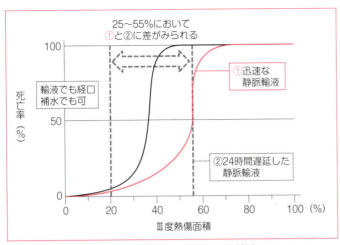

図39　熱傷に対する現場での輸液

（Montán KL: Chapter 4: Triage. Lennquist S ed.: Medical Responses to Major Incidents and Disasters—A Practical Guide for All Medical Staff. Springer. Berlin, pp63–75, 2012 より引用）

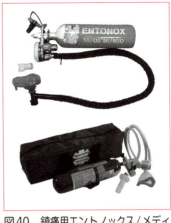

図40　鎮痛用エントノックス／メディミックス（Entonox/Medimix：笑気と酸素を50％ずつ含んだもの）

現場で自分で吸入したり、搬送中に吸入したりして、特に重症熱傷に使用される。我が国では口腔外科用に販売されていたが今は販売されていない。

表50　各段階における熱傷処置

| | 処置 |
|---|---|
| CUF | ●傷病者を原因から分離し、迅速に熱傷過程を止める |
| TFC | ●被覆（ドライで滅菌）<br>●低体温予防に保護用断熱資材を使用<br>●%TBSAの測定（I度熱傷は含まない）<br>●輸液蘇生のための輸液路確保、ショックがあれば熱傷蘇生の他にショックへのTCCC実施<br>●鎮痛薬をTCCCに基づいて投与、抗生剤は熱傷単独では投与せず、穿通性外傷があれば投与 |
| TEC | ●低体温予防が強調されるが、基本はTFCと同じ |
| MTF（医療提供施設） | ●Combat support hospitalがあるRole2b施設（forward surgical team）もしくはRole3施設（combat support hospital）<br>●外科的の創傷洗浄（グルコン酸クロルヘキシジン [Hibiclens®] とデブリートメントと汚染除去）とコンパートメント症候群の予防<br>●絞扼性の熱傷には焼痂切開術<br>●感染予防に局所的抗菌性剤（スルファジアジン銀軟膏 [Burn heal]）、11マファテートクリーム、5%マファテートクリーム、silver-impregnated nylon dressing（抗菌用創傷被覆材）、3ないし5日間は交換しない<br>●眼熱傷には滅菌水や生理食塩水で洗浄、角膜の検査（スリットランプ、図41） |

（National Association of Emergency Medical Technicians（NAEMT）: Chapter 33: Treatment of Burn Casualties in Tactical Combat Casualty Care. Prehospital Trauma Life Support, Military Edition, 8th Edition. Jones & Bartlett Learning, Burlington, pp812–822, 2014 より引用）

## 15. 心肺蘇生

　TECでは脈や呼吸のない体幹損傷や多発性外傷は、緊張性気胸の可能性を排除するために両側の脱気を行う。致命的な損傷がない場合や短時間以内に外科施設のある医療施設に行くことが可能なら

心肺蘇生法（CPR）を試みる。CPR 自体が軍事的作戦を危うくする場合、あるいは他の傷病者の救命処置に弊害を及ぼす場合には、CPR は行わない。しかし、搬送途中で心肺停止した 29 例中、13 例（44.8%）が自己心拍再開し、うち 3 例（10.3%）が 30 日生存したという報告があり、CPR は適応を選んで行うべきである。

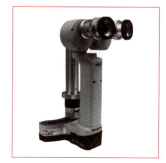

図41　携帯用スリットランプ

我が国では、角膜の検査には携帯用のスリットランプが用いられる。

## 16. 敵兵の治療

保護下にある敵兵は、戦場の医療職にだけではなく、全軍にとっても脅威が残る。自爆が当たり前になった昨今では、たとえ見かけ上友好的であっても即興爆発装置（IED）が隠されていたりするので気を抜いてはならない。

## 17. 記録

臨床的評価、行った処置、傷病者の病態変化を記載する。参考として TCCC カードの 2014 年版を図 42 に示す。

TCCC card　2014年版

戦傷者 NO:

搬送トリアージ：緊急□　優先□　通常□

氏名

性別：男性□　女性□　日付：　年　月　日　時刻：　時　分

職種＿＿＿＿部隊名＿＿＿＿アレルギー　無□　有□（＿＿＿＿）

外傷機転

□砲弾　□鈍的　□熱傷　□転落　□手榴弾　□銃創　□IED

□地雷　□MVC　□RPG　□その他（＿＿＿＿）

損傷（外傷部位を×印でチェック）

※タニケットのタイプと部位を記載する

右上肢　タイプ　時刻

左上肢　タイプ　時刻

右下肢　タイプ　時刻

右下肢　タイプ　時刻

症状・所見

| 時刻 | 時　分 | 時　分 | 時　分 | 時　分 |
|---|---|---|---|---|
| 脈拍（数：部位） | | | | |
| 血圧 | / | / | / | / |
| 呼吸数 | | | | |
| $SpO_2$ | | | | |
| AVPU | | | | |
| 疼痛スケール | | | | |

戦傷者 NO:

搬送トリアージ：緊急□　優先□　通常□

治療　タイプ

C：TQ　□四肢　□結合部　□体幹　＿＿＿＿

被覆保護材　□止血　□圧迫　□その他（＿＿＿＿）　＿＿＿＿

A：□処置無し　□NPA　□CRIC　□ET　□SGA　＿＿＿＿

B：□酸素　□胸腔穿刺　□胸腔ドレーン　□胸部シール　＿＿＿＿

C：

| | 輸液名 | 投与量 | 輸液路 | 時刻 |
|---|---|---|---|---|
| 輸液 | | | | |
| 血液製剤 | | | | |

薬剤

| | 薬剤名 | 投与量 | 投与法 | 時刻 |
|---|---|---|---|---|
| 鎮痛剤 | | | | |
| 抗生剤 | | | | |
| その他 | | | | |

その他：□コンバット - ピルパック　□眼帯（□右　□左）　□副子　□低体温保護

備考

処置者

氏名

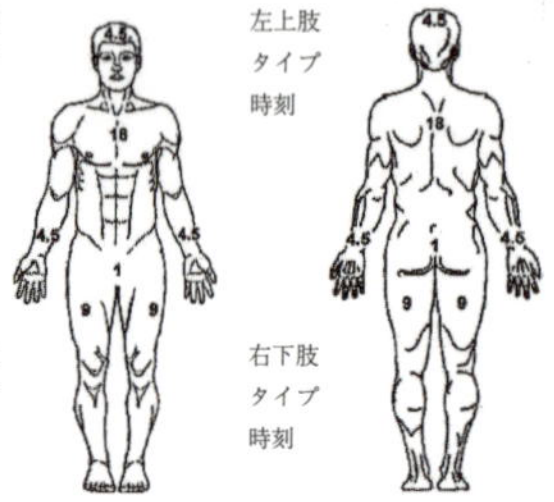

図42　TCCCカード2014年版

TQ：タニケット、NPA：経鼻エアウェイ、CRIC：輪状甲状靭帯穿刺、ET：ET チューブ、SGA：声門上チューブ

（National Association of Emergency Medical Technicians（NAEMT）：Chapter 26: Tactical Field Care. Prehospital Trauma Life Support, Military Edition, 8th Edition. Jones & Bartlett Learning. Burlington, pp680–725, 2014 より引用）

# 付　録

① Echelon の治療システム

② TCCC の基本と要点

③ 各種資器材と処置法

④ 参考文献

# 付録① Echelon の治療システム

## 1. Echelon の流れ：受傷から根本治療まで

| Echelon | Ⅰ | Ⅱ | Ⅲ | Ⅳ | Ⅴ |
|---|---|---|---|---|---|
| 軍組織単位 | 部隊<br>(unit) | 師団<br>(division) | 軍団<br>(corps) | 後援連携地域<br>(communications<br>zone level) | 自国内<br>(zone of interior) |
| 戦場 | 戦場域内 | | | | 戦場域外 |
| 戦闘区域 | 戦闘地域 | | 非戦闘地域 | | |
| 治療戦略 | 傷病者撤収<br>(casualty<br>evacuation) | 戦術的撤収<br>(tactical<br>evacuation) | 戦略的撤収<br>(strategic<br>evacuation) | | |
| 治療担当 | 自助、互助、<br>衛生兵 | 前線外科チーム | | | |
| 治療レベル | CUF、TFC、<br>TEC | | 蘇生と<br>根本治療 | 根本治療と<br>回復期治療 | 回復期治療<br>リハビリテーション |
| 治療施設 | 傷病者集積地点、<br>戦場救援所、<br>部隊救援所 | 野外病院<br>単純X線撮影、生化学的検査、時に輸血。第一線蘇生外科処置、圧迫止血困難な止血 | 戦闘支援病院 | 駐留軍基地<br>医療センター | 米国大陸<br>医療施設 |
| 搬送時間 | 1時間以内 | 24時間以内 | 48〜72時間以内 | 4日以内 | |
| 外科的能力 | 低 ← | | | | → 高 |

（Nessen SC, Lounsbury DE, Hetz SP eds.: Prologue: Trauma System Development and Medical Evacuation in the Combat Theater. War Surgery in Afghanistan and Iraq-A Series of Cases, 2003-2007. the Office of The Surgeon General, Borden Institute, Walter Reed Army Medical Center, Washington, DC, pp1-10, 2008 （http://cameronberg.com/download/war_surgery_in_afghanistan_and_iraq_ (full) .pdf) / Gerhardt RT, Mabry RL, De Lorenzo RA, et al.: Chapter 3: Fundamentals of Combat Casualty Care. Savitsky E, Eastridge CB eds. : Combat Casualty Care-Lessons Learned from OEF and OIF. The Office of The Surgeon General Borden Institute, Fort Detrick, pp85-120, 2012 （http://www.cs.amedd.army.mil/borden/-book/ccc/UCLAchp3.pdf）より引用）

付録① Echelon の治療システム

## 2. Echelon における傷病者治療と搬送の流れ

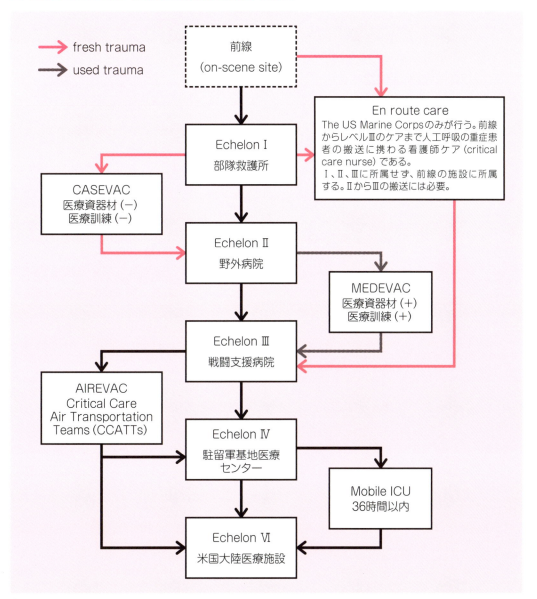

（Savitsky E, Eastridge CB eds.: Combat Casualty Care-Lessons Learned from OEF and OIF. The Office of The Surgeon General Borden Institute, Fort Detrick, 2012（http://www.cs.amedd.army.mil/borden/portlet.aspx?id=a0798abf-8cf0-4af2-9043-86ecd9935057）/ Lammie JJ, Kotora JG Jr, Riesberg JC : Chapter 2: Combat Triage and Mass Casualty Management. Martin MJ, Beekley AC eds.: Front Line Surgery-A Practical Approach. Springer, New York, pp17-31, 2011 より引用）

# 付録

## 3. 米国陸・海/海兵隊・空軍における Echelon Ⅰ、Ⅱの特徴

| 陸軍 | 海軍/海兵隊 | 空軍 |
|---|---|---|
| 一次救命処置 | 一次救命より進歩した処置 | 最小Echelon |
| 一次救命処置は、しばしば戦況（METT-TC）のためには実施されない | 二次救命処置/前線に近い救急救護 | 二次救命処置/前線で可能な救急救護 |
| 前線外科チーム/戦場支援病院までは真の二次救命処置は行われない | 前線の自立した蘇生外科 | 前線の自立した蘇生外科 |
| EVACケアは実技ではステップダウン | 有効なCASEVAC支援 | 有効なCASEVAC支援 |
| 衛生兵と外科医の知識の受け継ぎ | 弱点：専用のMEDEVACはない | 弱点：一般に蘇生外科を可能にする前線の施設や安全な空路がない |
| 連動作戦形式において、戦略的MEDEVACに全責任がある | 最前線の医療支援のための至適な最新のモデルを表現しているが、人材の維持が難しい | 未活用であるが、最も進んだ最前線戦場健康支援（CHS）を持つ |

METT-TC：mission, enemy, terrain and weather, troops and support available, time available, civil considerations
（Gerhardt RT, Mabry RL, De Lorenzo RA, et al.: Chapter 3: Fundamentals of Combat Casualty Care. Savitsky E, Eastridge CB eds.: Combat Casualty Care–Lessons Learned from OEF and OIF. The Office of The Surgeon General Borden Institute, Fort Detrick, pp85–120, 2012 （http://www.cs.amedd.army.mil/borden/book/ccc/UCLAchp3.pdf）より引用）

付録① Echelon の治療システム

## 4. 傷病者アセスメント

| 状況評価 | |
|---|---|
| ①外傷機転<br>②傷病者数 | ・安全と有効な加療のため、戦略と戦闘行為を把握する<br>・BSI (body substance isolation)：感染から身を守り、手袋は常に着用する<br>・現場の安全を確保する<br>・MOI (mechanism of injury)：損傷の発生メカニズムを把握する<br>　　重症度を予測する3要素：外力の量、加わった時間、部位がある<br>　　2つの動き：直線状の力の方向、破壊はしないが形を変え直達部位とは別の部位に損傷する<br>　　受傷因は熱傷、銃創、転落、NBC兵器（核、生物、化学）、爆風がある<br>・傷病者数<br>　　どのように、どこで加療するか：CUF、多数傷病者、時・装備・資器材の管理を考慮する |

| 初期評価 | |
|---|---|
| ①印象<br>②意識レベル<br>③気道評価<br>④呼吸評価<br>⑤循環評価<br>⑥創の露出 | ・優先度と今すぐ生命危機に陥る状態の有無を評価することが目的である<br>・気道閉塞と心停止以外は初期評価を中断しない<br>・一般的な印象は、傷病者の体位と外観で評価する<br>・意識レベルは、<br>　　AVPU法を用いる<br>　　意識があるなら、見当識をチェックする<br>　　long-term memory：長期間の記憶（名前、場所）、intermediate-term memory：中等度期間の記憶（場所、時）、short-term memory：短期間の記憶（出来事）をチェックする<br>　　長期間・中等度期間の見当識がない方が、短期間の記憶がないより重症である<br>・戦場では、酸素がない期間が長いため、換気回数は10～12回/分ではなく、12～15回/分である<br>・戦場では、心肺蘇生術（CPR）は個人の資源、資器材、傷病者に依存したMETT-T (mission、enemy、terrain、troops and equipment、time available) による |

| 迅速外傷評価 | | |
|---|---|---|
| ①DCAP-BTLS<br>②TIC<br>③TRD-P | ・処置<br>・初期呼吸管理<br>・換気補助<br>・METT-Tが許せばCPR<br>・外出血の止血<br>・開放性気胸の閉鎖<br>・フレイルチェストの固定<br>・緊張性気胸の脱気<br>・突き刺さった物の固定 | DCAP-BTLSに沿って全身観察、触診、視診<br>　deformities（変形）<br>　contusions（挫傷）<br>　abrasions（擦過傷）<br>　punctures/penetrates（穿刺/穿孔）<br>　burns（熱傷）<br>　tenderness（腹壁緊張）<br>　lacerations（裂傷）<br>　swelling（腫脹） | 腹部:TRD-P (tenderness、rigidity、distension、pulsating masses)<br>骨盤:TIC (tenderness、instability、crepitus)<br>四肢:PMS (pulse、motor function、sensory function) |

| さらなる評価 | |
|---|---|
| ①SAMPLE聴取<br>②基礎的バイタルサイン<br>③神経学的欠落症状 | ・SAMPLE history (signs/symptoms：症状、allergies：アレルギー、medications：服薬の有無、pertinent past medical history：既往歴、last oral intake：最後の食事、events leading to the injury or illness：現病歴) を聴取する<br>・傷病者の元来のバイタルサイン情報を確認する<br>・神経学的欠損を確認する<br>　　PERL (pupils for equality and reactivity to light)、GCS (Glasgow coma scale) |

〔Hastings PR, Pollak AN, Kling J: Chapter 1: Introduction to Battlefield Medicine. 68W Advanced Field Craft-Combat Medic Skills. Jones and Bartlett Publishers, Boston, pp4-20, 2010 より引用〕

# 付録② TCCC の基本と要点

## 1. 各段階での治療と戦略

**CUF**
① 戦闘中であり、医療職も戦う必要がある。敵の攻撃を抑制することが新たな傷病者の発生や傷病者のさらなる外傷を最小限度にする。
　⇒戦場における最大の防御は戦況を有利にすることである。
　敵と交戦中は処置をしている時間はなく、傷病者の手当てより敵を鎮圧することが重要である。
② 傷病者のケアに固執するよりも戦闘に復帰できるよう、手助けすることが必要で、負傷兵はまだまだ戦闘可能である。
③ 戦闘不可能あるいは砲火にさらされている負傷兵はすぐに近くの者が保護し、保護ができないあるいは傷病者も身を隠せないなら、傷病者は平らに横になるか、死んだふりをして動かない。
④ 砲火があり、傷病者を保護している最中は、時間がなく迅速な気道確保はできない。気道の問題は傷病者には些細な問題であり、ベトナム戦争でも傷病者の約1％しかなく、大半は顎顔面損傷であった。
⑤ 短時間でショックに陥る大血管からの出血の止血は重要である。四肢の出血は防ぎ得た死亡の最も多い原因である。ベトナム戦争では、他に外傷のない四肢損傷の出血による二次的な死亡が 2,500 名を超えた。
⑥ このような傷病者の止血のため一時的なタニケットの使用が重要で大量出血を止める最初の第一選択である。
⑦ タニケット使用が1時間以内なら虚血性の障害は稀である（外科手術の間はしばしば長時間タニケットをかけたままである）。戦闘中にはタニケットはそのままかけておく。
⑧ 傷病者も衛生兵も TFC までタニケットをかけたままや生命危機を及ぼさない出血を無視することは非常に危険であることを認識する。
⑨ Combat application tourniquet（CAT®）などを使用する。
⑩ 穿通性頭部損傷は頸椎損傷の報告では 1～4％ しかないので、頸椎固定を必要としない。15 フィート（4.6m）転落、縊首、車両事故などの外傷は砲火がなければ頸椎固定する。通常、硬性頸椎カラーを使用するが、これがない場合はサムスプリント®で代用する。
⑪ 担架が使えない場合

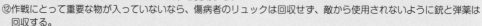
スケッド
ストレッチャー®
タロンⅡ担架®

- ポンチョや棒なし担架、スケッドストレッチャー®あるいはタロンⅡ担架®（標準的な折り畳み担架）、戸板、引きずりや徒手搬送を用いる。
- 傷病者の移動を補助するために煙幕や暴動鎮圧ガス（2-chlobenzenalmalononitrile : CS）を使用する。

⑫ 作戦にとって重要な物が入っていないなら、傷病者のリュックは回収せず、敵から使用されないように銃と弾薬は回収する。
- 指示されたあるいは必要に応じ攻撃に復帰する。
- 傷病者も可能なら、戦線に復帰する。
- 傷病者に身を隠し自身で応急処置するよう指示する。
- 他の外傷を受傷しないよう傷病者を保護する。
- TFC まで気道確保は延期する。
- 使用可能なら、タニケット、止血用資材で生命危機を惹起する出血の止血を行う。

**TFC**
① 敵からの砲火の危険が減少し、より治療に時間がさけるようになった段階である。
② 創処置はどんな時でも敵の砲火に再び応戦する予想を持って行う。
③ 脈拍がなく、呼吸もなく、他の生命兆候のない爆風損傷や穿通性外傷は、一般の都会の外傷センターに近い傷病者でも致命的であるため、心肺蘇生術（CPR）を行わない。戦闘現場で致命的な傷病者の蘇生行為を試みることと、それにより、より重症でない傷病者の処置を遅らせてしまうことや砲火による衛生兵の危険が生じることに価値を図るべきである。
④ 低体温、溺水、電撃症のような非外傷性の疾病だけ CPR を考慮するべきである。
⑤ 意識障害の傷病者はすぐに武装解除する。武器も手榴弾も除去しておかないと、意識が回復してきた時に、敵兵と間違われてしまうことがある。
⑥ 初期評価は気道、呼吸、循環であり、TFC では通常酸素投与はしない。酸素ボンベやそれに伴う資器材は野外ではとても重い。
⑦ 呼吸
- 胸壁の創は戦場では被覆の一辺をオープンにすることが難しく、Asherman chest seal™ が使えれば使用する。
- 緊張性気胸に対して穿刺による脱気が可能な衛生兵なら胸壁をしっかり被う。もし、胸腔穿刺の能力がないなら、3辺テーピングをする。
- 緊張性気胸が戦場での防ぎ得た死亡の2番目の原因である。

⑦ 出血
- CUF で止血できなかった出血点に着眼し、最小限に脱衣し露出し、処置する。
- 戦況が許せば、タニケットを緩め直接圧迫、追加の止血として圧迫被覆、キトサン止血用被覆材、止血粉末（QuikClot®）を使う。
- タニケットを完全に除去せず、緩めたままおいておくことが重要である。

| | |
|---|---|
| TFC<br>(続き) | ⑧静脈路確保<br>・米国の ATLS® ガイドラインでは、二つの大きな穴の注射針（14 あるいは 16G）を使用して開始することが推奨されているが、戦場では輸液の開始が楽な、かつ、割り当てられた物である 18G の単一穴の針を使う。<br>・すぐに輸液が必要でないなら、ヘパリンあるいは生理食塩水でロックしておく。ヘパリンを使用しないなら、2 時間おきにフラシュしておく<br>・創部より末梢から輸液はしないこと<br>・静脈路確保ができないなら、骨髄輸液路を確保する。FAST1® は有効であり胸骨柄から挿入する。<br>⑨輸液<br>・乳酸リンゲル液 1,000mL（1.1kg）は 1 時間に 250mL の血管内容量を増加させる。<br>・6% Hetastarch（Hextend®）500mL（0.6kg）は 1 時間以内に 800mL の血管内容量を増やすので、Hextend® 500mL は乳酸リンゲル液 3,000mL に相当し、2.5kg 軽い。しかも、この効果は 8 時間持続する。このため、輸液は Hextend® が第一選択となる。<br>・乳酸リンゲル液や生理食塩水などのクリスタロイド液は、Na が浸透圧を担っているため、Na の細胞外の拡散により、クリスタロイド液は細胞外のスペースに拡散し、血管内には限られた時間しか残らない。<br>⑩輸液戦略<br>・傷病者の話に筋が通っており、橈骨動脈が触知するなら、出血は止まっている可能性が高く、生理食塩水でロックしておき、まめに状態をチェックする。<br>・創部から多量の出血があり、橈骨動脈も触れず、応答もおかしいなら、可能な手段（タニケット、直接圧迫止血、止血用被覆材 [HemCom®]、止血用粉末 [QuickClot®]）で止血を行う。90％以上の傷病者がこれらの方法で対処できない体幹損傷を被っており、少なくとも 1,500mL の血液（循環血液量の 50％）を失っている。止血ができたら、500mL の Hextend® を開始する。意識が改善したり、橈骨動脈が触知したら生食ロックをし、輸液を一旦待機する。<br>・30 分以内に反応がないなら 300mL 追加投与し、バイタルサインをモニターする。1,000mL の Hextend® 投与するも反応が得られなかったら、この量は乳酸リンゲル液 6,000mL に相当することを思い出し、資源をトリアージし、助かる可能性のある傷病者に注意を向ける。<br>・現存する資源の浪費を控え、Hextend® 1,000mL 以上は使用しない。<br>・止血困難な胸腔腹腔内出血は迅速な搬送と外科的処置が必要である。それが不可能なら、傷病者数と必要な輸液量を決定し、資源が不足あるいは傷病者数が多ければ、輸液蘇生の適応か否かを決定する。<br>・修復していない血管損傷に対する積極的な輸液蘇生は、有益でないばかりか、輸液をしない、あるいは低血圧蘇生と比べた時に出血や死亡率を増悪させるといういくつもの報告がある。止血困難な出血が止まった後のみ輸液蘇生は有益という報告が数件ある。<br>⑪さらなる出血や汚染を防ぐため、創を被覆する。救急外傷用包帯（Israel bandage®）は役に立つ。最新の殺傷用ライフルの高速度飛翔体は同軸回転し不規則な弾道を取るため、組織を通る時に入口から遠い部位に出口がある。<br>⑫治療するに十分な部分だけ露出し、低体温を防ぐ。Blizzard Rescue Wrap® などで保温する。<br><br>Israel bandage®<br>⑬疼痛対策<br>・傷病者が戦闘行為が可能な状態なら、最初にメロキシカム（モービック®）15mg 経口を 650mg のアセトアミノフェン（徐放性タイレノール®）と一緒に投与し、8 時間毎に追加する。抗生剤と一緒に combat pill case に入れておく。<br>・傷病者が戦闘行為が不可能な状態なら、モルヒネ 5mg を静注し、10 分毎に疼痛が止まるまで反復投与する。もし、生理食塩水でロックしてあるならモルヒネ投与後生理食塩水 5mL でフラッシュする。投与の時間と量を傷病者医学カード（field medical card）に記載しておく。<br>⑭骨折に対しては戦況が許せば副子固定を行い、脈、運動、感覚の評価を固定前後に行う。<br>⑮戦場の外傷は感染を起こしやすいので、全ての戦傷に対して抗生剤を投与する。感染は、戦場で受傷した後の後期の死亡率・罹患率に関与する。 |
| TEC | ①傷病者は搬送が予定通りに行われるが、搬送時刻は数分から数時間、数日までいろいろである。搬送手段（航空機もしくは車両）、天気、戦況、作戦により搬送の可否が決まる。<br>②TFC と多少の相違がある<br>・衛生兵は傷病者のそばにいて脱水や低体温で衰弱している、搬送医療器材は搬送前に準備がいること、同時に診れる傷病者数以上の数の傷病者、などの理由により追加の医療人材が同行し地上の衛生兵を支援する。<br>・追加の医療資器材として、血圧、脈拍、酸素飽和度を測定する電気的モニター、酸素、ショックではなく脱水を補正するための 250mL/時間の乳酸リンゲル液や血液製剤、輸液加温機、PASG（pneumatic antishock garment）の準備をする。 |

（Tactical Combat Casualty Care and Wound Treatment. U.S. Army Medical Department Center and School, Fort Sam Houston, Texas, 2013（http://operationalmedicine.org/Army/MD0554_200.pdf）より引用）

## 付録

## 2. 各段階での基礎的処置

| Stage | 主旨 | 基礎的な処置 |
|---|---|---|
| CUF | 衛生兵も傷病者も敵対砲火中の現場でのケア | ①迅速な傷病者の保護<br>②生命危機をきたす外出血に対しタニケットの使用<br>③気道確保は一般的にTFCまで延期<br>④止血用資材、圧迫止血材の使用 |
| TFC | 敵対砲火中ではないが医療資源は制約されている | ①意識が変化する傷病者は武装解除<br>②気道確保<br>  a. 意識はないが気道開通（＋）：回復体位<br>  b. 気道閉塞あるいは切迫閉塞：徒手気道確保、経鼻エアウェイ、座位を含めた体位<br>  c. 以上が成功しないなら、外科的輪状甲状靱帯切開<br>③呼吸<br>  a. 緊張性気胸の脱気：14G、3.25インチ（8.3cm）<br>  b. 開放性気胸：弁付胸部シール<br>  c. 中等度・重症脳外傷（TBI）に対して可能なら酸素投与（目標$SpO_2$>90%）<br>④出血<br>  ・タニケット（創部から2〜3cm上）<br>  ・タニケットで止まらない圧迫可能な出血やタニケット除去の補助として（搬送に2時間以上かかる）、CombatGauze®を使用する（少なくとも3分間直接圧迫すること）。二重タニケットも考えるが、二重タニケットや二重タニケットを用意している間、CombatGauze®を使う。末梢の脈が触れなくなるまで、ゆっくり二番目の近位のタニケットを締める<br>⑤輸液路<br>  ・18Gあるいは生食ロック<br>  ・IOI<br>⑥TXA<br>  ・外傷後3時間以内に1g/100mL生理食塩水を投与<br>  ・Hextend®やその他の輸液後1gを投与<br>  ・固定式医療施設外の使用は特殊な衛生兵に限定される<br>⑦輸液蘇生<br>  ・意識の変化（頭部外傷はない）や抹消脈の減弱・消失が一番のショックの指標<br>  ・ショックでないなら輸液は不要で経口摂取を推奨<br>  ・ショックなら<br>    a. Hextend® 500mLボーラス投与<br>    b. 離脱しないなら30分後に反復投与<br>    c. Hextend® 1,000mL以上は投与しない<br>⑧低体温予防<br>  ・Ready-Heat™ Blanket、Hypothermia Prevention and Management Kit™（HPMK®）、Heat Reflective Shell（HRS™）などを使用する<br>⑨穿通性眼損傷<br>  ・視力検査を行い、眼帯で被う<br>  ・400mgのモキシフロキサシン錠投与<br>⑩モニタリング<br>  ・$SpO_2$モニター<br>⑪創部の検索と被覆<br>⑫他の傷の検索<br>⑬鎮痛<br>  a. 中等度・軽症疼痛：まだ戦闘可能<br>  ・モービック®15mg経口<br>  ・タイレノール®650mg経口8時間毎<br>  b. 中等度・重度疼痛<br>  ・ショック（－）、呼吸難（－）、他のリスク（－）<br>    フェンタニル棒付トローチ剤、15分後再評価 |

| | | |
|---|---|---|
| TFC<br>(続き) | | c. 中等度・重度疼痛<br>・出血性ショック（＋）、呼吸難（＋）、他のリスク（＋）<br>　ケタラール® 50 ～ 100mg 筋注 / 皮内注あるいはケタラール® 20mg 静注 /<br>　骨髄注、30 分後筋注 / 皮内注。20 分毎に静注。疼痛の制御あるいは眼振の<br>　進展が到達点<br>d. 鎮痛薬<br>・フェンタニル、ケタミン投与後は武装解除<br>・AVPU 法で意識評価<br>・経口腔粘膜フェンタニル（OTFC）投与<br>　　　15 分後再評価<br>・OTFC の代わりにモルヒネ静注<br>　　　5mg 静注 / 骨髄注、10 分後再評価、10 分毎に追加<br>・ケタラール® と OTFC は重症頭部外傷を悪化させる<br>・眼外傷でもケタラール® の使用は制限されない<br>・ケタラール® は麻薬の量を減少させる<br>・嘔気と嘔吐には、プロメタジン 25mg 静注 / 筋注 / 骨髄注 6 時間後と投与<br>⑭骨折の副子固定と脈の再評価<br>⑮抗生剤<br>・経口可能なら、アベロックス® 400mg/ 日<br>・経口不可なら、セフォテタン 2g 静注 / 筋注 12 時間毎投与<br>・エルタペネム®（日本未発売）1g 静注 / 筋注 / 日<br>⑯熱傷<br>・>20% TBSA では、HRS™ などを使用し低体温を防ぐ<br>・輸液は初期では乳酸リンゲル液か、生理食塩水か、Hextend® を使用<br>・40 ～ 80kg 成人で% TBSA × 10mL/ 時間、80kg 以上は 100mL/ 時間追加<br>・鎮痛<br>・抗生剤予防投与は不要（穿通性外傷との相違）<br>⑰コミュニケーション<br>・勇気づけ、処置の説明<br>⑱ CPR<br>戦場で爆風あるいは穿通性外傷例の蘇生は、脈なし、呼吸なし、他の生命兆候<br>なしは適応なし。しかし、TFC では体幹や多発性外傷で脈なし、呼吸なしは処<br>置の中断の前に緊張性気胸がないことの確認のため、両側脱気するべきである。 |
| TEC<br>（CASEVAC と<br>MEDEVAC を<br>含む） | 根本治療のための<br>空路、陸路、その<br>他による搬送中の<br>ケア | ①気道確保<br>a. 気道閉塞のない意識なしの傷病者<br>　・徒手的気道確保<br>　・経鼻エアウェイ<br>　・回復体位<br>b. 気道閉塞あるいは切迫閉塞<br>　・徒手的気道確保<br>　・座位も含む気道の開通する体位<br>　・回復体位<br>c. 上記でダメな場合<br>　・経口エアウェイ<br>　・気管挿管<br>　・外科的気道確保（リドカイン推奨）<br>d. 穿通性外傷なら頸椎固定は不要 |

（Hammesfahr R, Collins D : Tactical combat casualty care. Tactical emergency medical support: The tactical medical handbook 3rd edition. 2014 より引用）

付録

## 3. 陸軍、海兵隊、空軍、海軍における Role1 〜 3 の体制の相違

| | Role1 | Role2 | Role3 |
|---|---|---|---|
| 各軍 | ・初期対応者、自身あるいは仲間、コンバットライフセーバー<br>・Combat medics、corpsmen、特殊医学軍曹 (Special Forces medical sergeant)、米国海兵隊特殊部隊 (SEAL)、pararescuemen (PJs) | ・一次救命処置<br>・Role1 より能力は高い<br>・100%移動可<br>・若干施設は違う | ・医療施設のスタッフの治療で全てのカテゴリーの患者の治療をする<br>・初期外傷治療・ダメージコントロール外科・術後加療<br>・Role2 で提供された治療の継続ではない。外科治療を受けるための長い距離を耐えられない、生存させるための支持的医療も行う |
| 陸軍 | ・戦場医療救護所 (battle aid station)<br>①トリアージ・治療・搬送<br>②医師、医師補助あるいは medics<br>③戦闘復帰、安定化、次の Role2 への搬送が目的<br>④外科的／待機ベッドはない | ・軍医学資産 (army medical assets)、医療団支援大隊 (medical company-brigade support battalion)、医療団地域支援 (medical company-area support)<br>・前線外科チーム (forward surgical team：FST) | ・戦闘支援病院 (combat support hospital)<br>①増援部隊 (augmentation teams)<br>②医学分遣小隊 (medical detachments-minimal care)<br>③ FSTs<br>④病院増援部隊-頭部頸部 (hospital augmentation team-head and neck)<br>⑤病院増援部隊-特殊治療 (hospital augmentation team-special care)<br>⑥病院増援部隊-病理 (hospital augmentation team-pathology)<br>⑦医療チーム-腎臓・透析<br>⑧医療チーム-感染症 |
| 海兵隊 | ・戦場医療救護所 (battle aid station)<br>・ショック外傷小隊 (shock trauma platoon)<br>①2名の救急医とスタッフ (計25名)<br>②外科的能力はない<br>③48時間の待機ベッドはある | ・特殊部隊 Special company<br>・前線蘇生外科システム (forward resuscitative surgical system)<br>・搬送治療チーム (En rout care team) | |
| 空軍 | | ・移動型野外外科チーム (mobil field surgical team：MFST)<br>・移動遠征小隊 (small portable expeditionary aeromedical rapid response：SPEARR) Team<br>・医学支援遠征隊 (expeditionary medical support [EMEDS] Team)<br>・医学支援遠征隊 +10 (EMEDS+10) | ・医学支援衛生隊 +25 (EMEDS+25)<br>・空軍戦場病院 |
| 海軍 | | ・傷病者受入治療船 (casualty receiving and treatment ship：CRTS)<br>・航空機戦闘集団 (air carrier battle group) | ・医療設備遠征隊 (expeditionary medical facility)<br>・病院船 (hospital ship [currently the USNS Mercy and USNS comfort]) |

(Miguel A（Chair Medical Editor）: Chapter 2: Roles of medical care（United States）. Emergency War Surgery, 4th United States Revision. The Office of The Surgeon General Borden Institute, Fort Sam Houston, Texas, pp17-28, 2013（http://www.cs.amedd.army.mil/FileDownloadpublic.aspx?docid=1a73495d-1176-4638-9011-9e7f3c6017d8）より引用）

付録② TCCC の基本と要点

## 4. TCCC の装備と日常の装備の相違

| | 戦術的野外医療提供者<br>(tactical field care provider) | 病院前医療提供者<br>(civilian pre-hospital care provider) |
|---|---|---|
| 携帯バッグ | 日袋 / 医学ポーチ | リュックサック / ベルゲン |
| 服装 | 戦術的医療ベスト、chest webbing | 野外環境に適した個人防護服 (PPE) |
| 大出血の止血 | CAT®<br>HemCom®/QuikClot®<br>CELOX™ ガーゼ | CAT® |
| 気道確保<br>(頸椎保護を含む) | 経口エアウェイ<br>経鼻エアウェイ<br>外科気道確保セット | 経口エアウェイ<br>経鼻エアウェイ<br>バッグ / マスク / バルブセット<br>上位の気道確保<br>　ラリンゲアルマスク (LM)・喉頭鏡・気管チュー<br>　ブ・$ETCO_2$ (終末呼気 $CO_2$ 濃度)<br>外科気道確保セット<br>頸椎保護カラー<br>脊柱固定 (ブロック、テープ) |
| 呼吸 | Asherman chest seal™<br>大口径のカニューレ | Asherman chest seal™<br>大口径のカニューレ<br>胸腔ドレーンキット |
| 循環 | 野外被覆材<br>静脈カニューレ<br>輸液剤 (戦略的状況と重さを考えて)<br>静脈投与セット<br>FAST1® (胸椎 IOI) | 被覆材<br>静脈カニューレ<br>輸液剤<br>静脈投与セット<br>圧駆動輸液ポンプ<br>IOI と輸液キット |
| 薬剤 | 筋注モルヒネ自己注射<br>抗生剤 (活動環境による) | 麻薬 / 鎮痛薬<br>制吐剤<br>ベンゾジアゼピン<br>気管挿管迅速導入 (RSI) 誘導薬剤<br>初期治療薬剤 |
| 診断装備 | 個人訓練や環境により要求される | 聴診器・血圧計・ライト・<br>BM テストキット・眼底鏡・耳鏡 |
| 衣服 | 活動環境により要求される戦闘服 | 頭部保護帽子<br>はっきりみえるベスト / ズボン<br>安全ブーツ<br>PPE、手袋、ゴーグル |
| 小児用装備 | 不必要 | 小児介助記憶 (pediatric aide momories)<br>トリアージテープ<br>小児用外傷パック |
| パッケージングと<br>搬送 | 折り畳みストレッチャー<br>ストラップ<br>副子<br>テープ | ストレッチャー (スクープ、固定型)<br>ストラップ<br>副子<br>救助キット |
| 管理 | トリアージカード<br>9-liner aide memories (9 項目の介助記憶)<br>サイリウムスティック<br>傷病者カード<br>必要な書類事務<br>参考図書<br>油性ペン | トリアージカード<br>傷病者カード<br>介助記録<br>必要な書類事務 |

(Byers M, Reilly JJ, Mahoney PF: Chapter 16: Prehospital Care. Brooks AJ, Clasper J, Midwinter MJ, et al. eds.: Ryan's Ballistic Trauma-A Practical Guide, 3rd Edition. Springer, London, pp207-220, 2011 より引用)

# 付録③ 各種資器材と処置法

## 1. Combat application tourniquet : CAT®

① CAT®を準備する

巻上棒固定ストラップ
時刻を書く

マジックテープになっている

巻上棒

巻上棒を留めておくクリップ

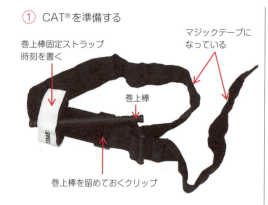

④ 自分自身もしくは救助者が巻上棒を回し、末梢の脈が触知しなくなるまで締める

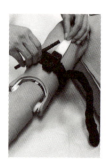

② ループを作り、適用肢に通す

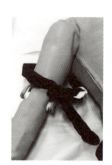

⑤ 巻上棒をクリップにひっかけ固定する

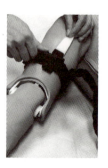

③ 最も出血している部位から5〜8cm近位部に巻く、あるいは出血部位が不明なら患肢の一番近位部位に巻く。その後、しっかり締め一端マジックテープで留める

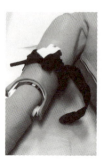

⑥ 固定した巻上棒の上からストラップを巻き、時刻を記入する

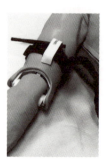

## 2. 救急止血帯 MAT レスポンダー

① 救急止血帯 MAT レスポンダーを準備する

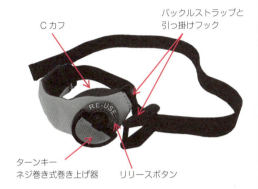

Cカフ
バックルストラップと引っ掛けフック
ターンキー　ネジ巻き式巻き上げ器
リリースボタン

② 適用肢に巻いてバックルストラップのフックをかける

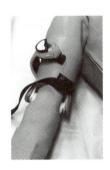

③ 最も出血している部位から5～8cm近位部に、あるいは出血部位が不明なら患肢の一番近位部位に巻く。その後ストラップを引いて締める

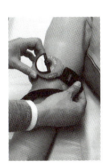

④ ターンキーを回し、さらにきつくストラップを締める

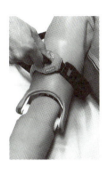

⑤ 締め終わったら、ターンキーのタグに時刻を記入する

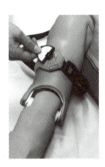

## 3. SAM® Junctional Tourniquet：SJT

① SJTを準備する

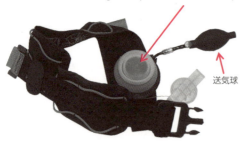

圧迫装置（target compression device：TCD）
送気球

② 圧迫したい部位にTCDがくるようにSJTを体幹に巻く。創部には止血用資材もしくは滅菌ガーゼを当てておく

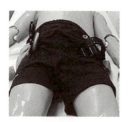

③ TCDがしっかり当たるよう、バックルを閉じる

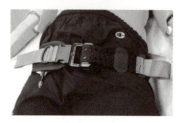

④ 茶色の方のバックルからクリック音が聞こえるまで両方から引っ張る

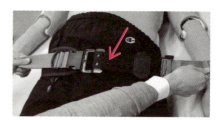

⑤ 出血が止まるまで送気球からTCDに空気を入れる

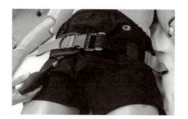

## 4. 輪状甲状靭帯穿刺

① 輪状甲状靭帯切開の表面の目印と皮膚切開

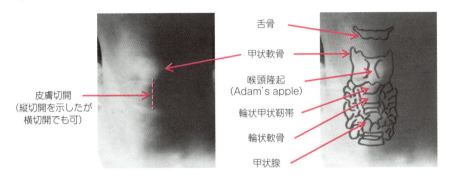

皮膚切開
(縦切開を示したが横切開でも可)

舌骨
甲状軟骨
喉頭隆起 (Adam's apple)
輪状甲状靭帯
輪状軟骨
甲状腺

② 穿刺位置決定

甲状切痕を目安に尾側へ指を沿わせて最初に触れる陥凹が輪状甲状靭帯

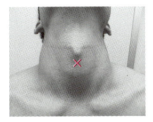

③ 穿刺針準備

18G以上のサーフロー®留置針に10mLシリンジを接続して準備する。立ち位置は利き腕と逆側

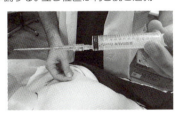

④ 輪状甲状靭帯穿刺

母指と中指で甲状軟骨を固定し、針を約45度尾側に傾けて、陰圧をかけながら穿刺する

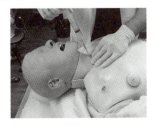

⑤ 外筒挿入

空気が吸引できたら、外筒を進めて留置する。シリンジを外筒に接続し、空気が吸引できるか再確認する

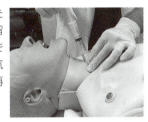

⑥ 酸素チューブ接続（送気）

三方活栓を外筒に接続した上で、酸素チューブを接続する。送気と排気を行う

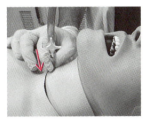

⑦ 酸素チューブ接続（排気）

排気は三方活栓を回して行う

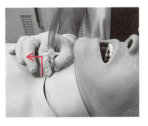

作成：京都桂病院救急初療室室長　寺坂勇亮先生

# 付録

## 5. 輪状甲状靭帯穿刺：輸液セットを用いた方法（improvised medicine：即興医学）

① 輸液ポンプセットとはさみを用意する

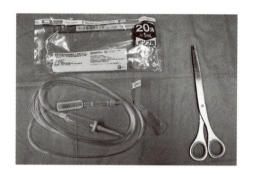

② 針の付いた滴下筒の半分より少し遠位端で切断する

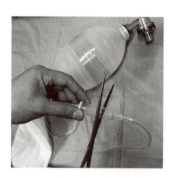

③ Ambu®蘇生バッグのコネクターに滴下筒の遠位端が挿入可能なことを確認する

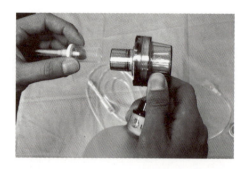

④ 滴下筒の針で穿刺する

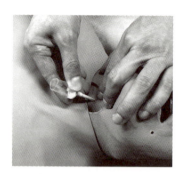

⑤ 滴下筒の遠位端とAmbu®蘇生バッグを繋ぐ

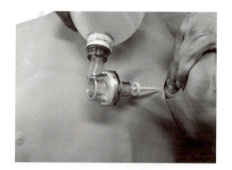

*82*

## 6. 輪状甲状靱帯切開：ブジー法

① ガイドワイヤー留置
輪状甲状靱帯穿刺で留置した外筒の中にガイドワイヤーを挿入する

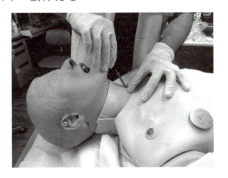

② 皮膚切開
立ち位置を利き腕側に変え、下顎を把持し、ガイドワイヤーを中心に約3cm皮膚の横切開を加える

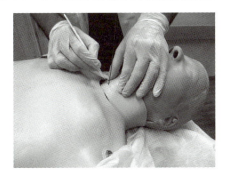

③ ダイレータ挿入
サーフロー®留置針の外筒を抜き、ダイレータを挿入して、穿刺孔をブジーする

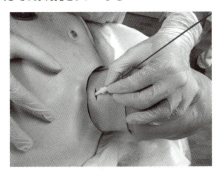

④ カニューレ挿入
ガイドワイヤーに沿って、内径5〜6mmのカニューレを挿入する。抵抗が強い場合は皮膚切開を追加する

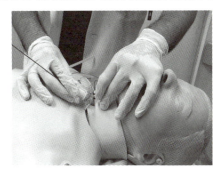

⑤ カフ注入、挿管確認
ガイドワイヤーとスタイレットをまとめて抜き、カフを膨らませる。挿管後の確認は気管挿管に順ずる

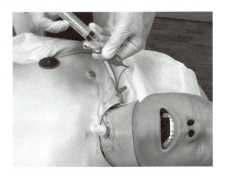

⑥ カニューレ固定
カニューレが抜けないように必要であれば縫合と合わせて固定を行う

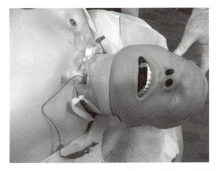

作成：京都桂病院救急初療室室長　寺坂勇亮先生

付録

## 7. 輪状甲状靱帯切開：外科的挿入法

① 穿刺位置決定
甲状切痕を目安に尾側へ指を沿わせて最初に触れる陥凹が輪状甲状靱帯

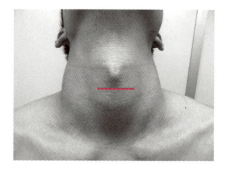

② 皮膚切開
利き腕側に立ち、下顎を把持し、輪状甲状靱帯上の皮膚に約3cmの横切開を加える

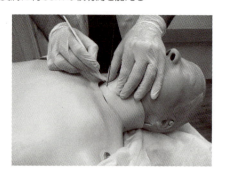

③ 輪状甲状靱帯切開
輪状甲状靱帯に約1.5cm横切開を加えて、曲ペアン鉗子で切開孔を広げる（鉗子の向きに注意）

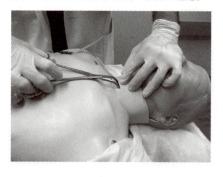

④ カニューレ挿入
曲ペアン鉗子を開いた状態で左手に持ち替え、内径5～6mmのカニューレを挿入する

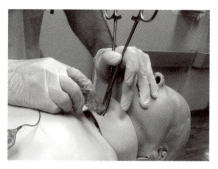

⑤ カフ注入、挿管確認
カニューレのスタイレットを抜き、カフを膨らませる。挿管後の確認は気管挿管に順ずる

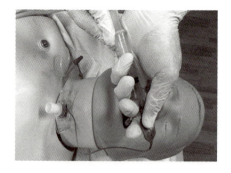

⑥ カニューレ固定
カニューレが抜けないように必要であれば縫合と合わせて固定を行う

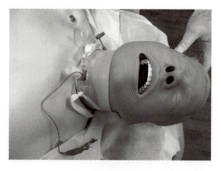

作成：京都桂病院救急初療室室長　寺坂勇亮先生

## 8. 胸腔穿刺：第2肋間鎖骨中線

① 穿刺位置決定
第2肋間で鎖骨中線が交わる場所

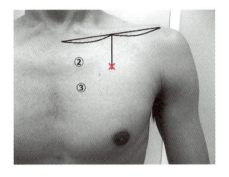

② 穿刺針準備
18G以上のサーフロー®留置針に10mLシリンジを接続して準備する

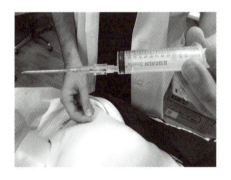

③ 胸腔穿刺
穿刺位置に対してなるべく垂直に針を穿刺する

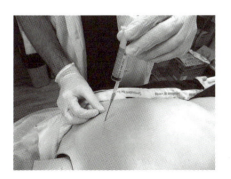

④ 外筒挿入
胸腔に到達してシリンジに空気が逆流してきたら、外筒のみ進める

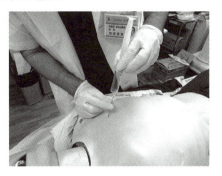

⑤ 外筒留置
外筒を留置し、可及的速やかに胸腔ドレナージを施行する

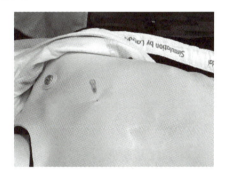

作成：京都桂病院救急初療室室長　寺坂勇亮先生

付録

## 9. 胸腔穿刺：第 5、6 肋間前腋窩線

① 穿刺位置決定
第 5 あるいは第 6 肋間の前腋窩線と交わる場所

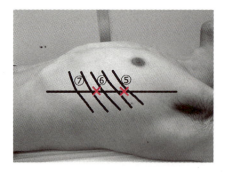

② 穿刺針準備
18G 以上のサーフロー®留置針に 10mL シリンジを接続して準備する

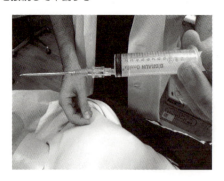

③ 胸腔穿刺
穿刺位置に対してなるべく垂直に針を穿刺する

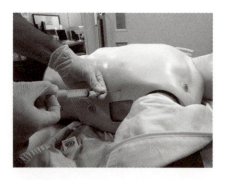

④ 外筒挿入
胸腔に到達してシリンジに空気が逆流してきたら、外筒のみ進める

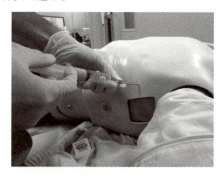

⑤ 外筒留置
外筒を留置し、可及的速やかに胸腔ドレナージを施行する

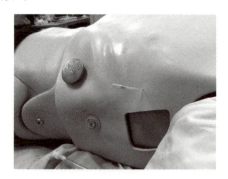

作成：京都桂病院救急初療室室長　寺坂勇亮先生

## 10. 胸腔穿刺：ゴム手袋を使用した一方弁の作成（improvised medicine）

① ゴム手袋の指の部分を切り取る

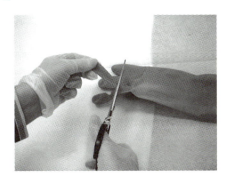

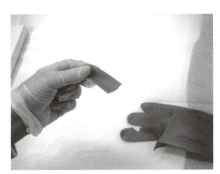

② 切り取った指の中に穿刺針を通し、胸腔穿刺する

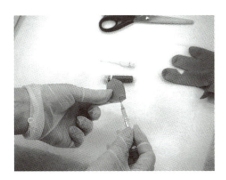

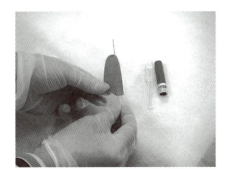

付録

## 11. FAST1®

① FAST1®を準備する

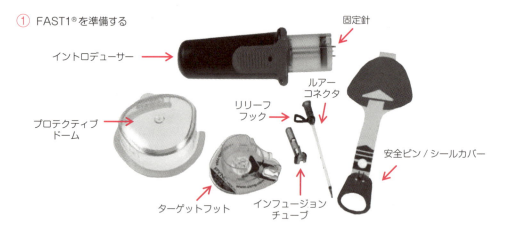

イントロデューサー　固定針　ルアーコネクタ　プロテクティブドーム　リリーフフック　安全ピン/シールカバー　ターゲットフット　インフュージョンチューブ

② ターゲットフットのノッチ（窪んでいる部分）を胸骨柄の窪みに合わせる。この時は患者の頭側に向かって膝立する

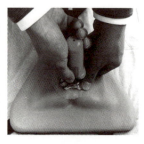

③ イントロデューサーを胸骨柄に対して両手で差し込む力が抜けることを目安に垂直に差し込む

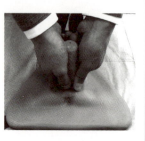

④ ターゲットフットを胸骨柄に指で押え付けながら、イントロデューサーを垂直に引き抜く

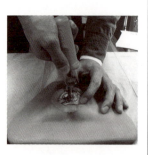

⑤ 穿刺部分には穿刺針とターゲットフットだけが残る。イントロデューサーは安全に廃棄する。（リリーフフックをターゲットフットのフックに引っ掛けルアーコネクタに取り付ける）

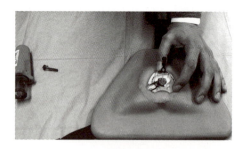

⑥ プロテクティブドームをターゲットフットの上から取り付ける

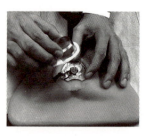

88

付録③ 各種資器材と処置法

## 12. EZ-IO®

① EZ-IO®を準備する

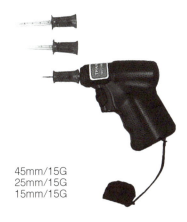

45mm/15G
25mm/15G
15mm/15G

② 穿刺部位（脛骨近位端・遠位端、上腕骨近位端）を決め、穿刺部を消毒する

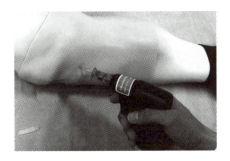

③ 骨髄針を穿刺部位の骨に垂直に打ち込む

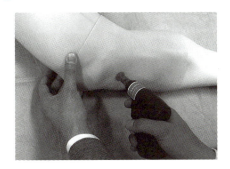

④ 反時計方向にスタイレットを回して抜く。スタイレットの先端に血液など付着してることによりカテーテルが骨髄内に刺入されていることを確認する。シリンジを繋いで血液を引いて確認し、生理食塩水10mLをフラッシュする

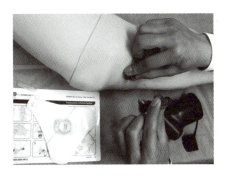

⑤ 固定器具で固定する

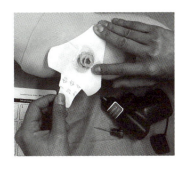

## 13. BIG（Bone Injection Gun）

① 穿刺位置決定（成人）
脛骨近位端の2cm内側、脛骨粗面に対して1cm近位の場所

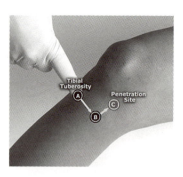

② ポジショニング
青色のカバーを片手でしっかりと固定し、穿刺部位に90度になるようにして維持する

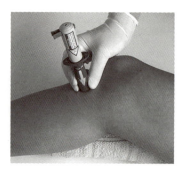

③ 安全ピンの引き抜き
片手でBIGをしっかり固定したまま、反対の手で安全ピンを引き抜く

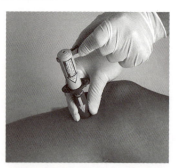

④ トリガー操作
BIGを穿刺部位にしっかりと押し付け、もう一方の手で本体中央のフックに指をかけ、BIG上部に手のひらをのせゆっくりと押し穿刺する

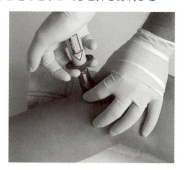

⑤ 内筒針の抜去
射出後に内筒針を引き抜く。外筒針だけ骨内に残る

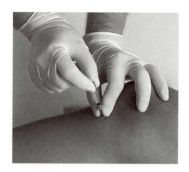

⑥ 固定
安全ピンで外筒針を横から挟むことで、さらに安定した固定が得られる

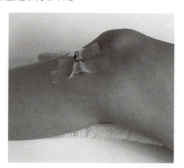

提供：日本光電工業株式会社

# 付録④ 参考文献

## 英文文献

1) American College of Emergency Physicians（ACEP）; John Wipfler E Ⅲ, Cambell JE, Heiskell LE, et al.: Chapter 14: Advanced Airway Management. Tactical Medicine Essentials. Jones & Bartlett Learning, Sudbury, pp176-197, 2012

2) American College of Emergency Physicians（ACEP）; John Wipfler E Ⅲ, Cambell JE, Heiskell LE, et al.: Chapter 18: Torso Injuries. Tactical Medicine Essentials. Jones & Bartlett Learning, Sudbury, pp230-245, 2012

3) Boffard KD: Chapter 11: Austere conditions and battlefield surgery. Boffard KD ed.: Manual of Definitive Surgical Trauma Care, 3rd Edition. CRC press, Boca Raton, pp176-188, 2011

4) Brevard SB, Champion H, Katz D : Chapter 2: Weapons Effects. Savitsky E, Eastridge CB eds.: Combat Casualty Care-Lessons Learned from OEF and OIF. The Office of The Surgeon General Borden Institute, Fort Detrick, pp39-83, 2012（http://www.cs.amedd.army.mil/borden/book/ccc/UCLAchp2.pdf）

5) Butler FK, Holcomb JB , Schreiber MA, et al.: Fluid Resuscitation for Hemorrhagic Shock in Tactical Combat Casualty Care: TCCC Guidelines Change 14-01-2 June 2014. J Spec Oper Med 14（3）: 13-38, 2014

6) Byers M, Reilly JJ, Mahoney PF: Chapter 16: Prehospital Care. Brooks AJ, Clasper J, Midwinter MJ, et al. eds.:Ryan's Ballistic Trauma-A Practical Guide, 3rd Edition. Springer, London, pp207-220, 2011

7) Champion HR, Bellamy RF, Roberts CP, et al.: A profile of combat injury. J Trauma 54（5 suppl）: S13-S19, 2003

8) Champion HR, Bellamy RF, Roberts CP, et al. : A profile of combat injury. J Trauma 60（3）: 573-578, 2006

9) Champion HR, Leitch RA: Chapter 14: Combat Casualty Management. Lennquist S ed.: Medical Response to Major Incidents and Disaster-A Practical Guide for All Medical Staff. Springer, Berlin, pp321-335, 2012

10) Combat Lifesaver / Tactical Combat Casualty Care Student Handout: The Best form of Troop Welfare is Tough, Realistic Training（http://www.tecom.marines.mil/Portals/131/Docs/cls%20student.pdf）

11) Eastridge BJ, Mabry RL, Seguin P, et al.: Death on the battlefiels（2001-2011）: Implications for the future of combat casualty care. J Trauma Acute Care Surg 73（6 Suppl 5）: S431-S437, 2012

12) Fleming M, Waterman S, Dunne J, et al.: Dismounted complex blast injuries: patterns of injuries and resource utilization associated with the multiple extremity amputee. J Surg Orthop Adv 21（1）: 32-37 , 2012

13) Gerhardt RT, Mabry RL, De Lorenzo RA, et al.: Chapter 3: Fundamentals of Combat Casualty Care. Savitsky E, Eastridge CB eds. : Combat Casualty Care-Lessons Learned from OEF and OIF. The Office of The Surgeon General Borden Institute, Fort Detrick, pp85-120, 2012（http://www.cs.amedd.army.mil/borden/book/ccc/UCLAchp3.pdf）

14) Hammesfahr R, Collins D : Tactical combat casualty care. Tactical emergency medical support:

The tactical medical handbook 3rd edition. 2014

15) Hale RG, Hayes DK, Orloff G , et al.: Chapter 6: Maxillofacial and Neck Trauma. Savitsky E, Eastridge CB eds.: Combat Casualty Care-Lessons Learned from OEF and OIF. The Office of The Surgeon General Borden Institute, Fort Detrick, pp225-297, 2012 (http://www.cs.amedd.army.mil/borden/book/ccc/UCLAchp6.pdf)

16) Hastings PR, Pollak AN, Kling J: Chapter 1: Introduction to Battlefield Medicine. 68W Advanced Field Craft-Combat Medic Skills. Jones and Bartlett Publishers, Boston, pp4-20, 2010

17) Holcomb JB, Nunez TC : Chapter 4: Damage Control Resuscitation. Martin MJ, Beekley AC eds.: Front Line Surgery-A Practical Approach. Springer, New York, pp47-58, 2011

18) Journal of Special Operations Medicine : TCCC (https://www.jsomonline.org/TCCC.html)

19) Lammie JJ, Kotora JG Jr, Riesberg JC : Chapter 2: Combat Triage and Mass Casualty Management. Martin MJ, Beekley AC eds.: Front Line Surgery-A Practical Approach. Springer, New York, pp17-31, 2011

20) Madsen M: Tactical casualty care innovations: News from Iraq. The Tactical Edge, Winter 2006 (http://www.chinookmed.com/TheTacticalEdgeMadsenNTOA.pdf)

21) Martin T: Chaper 11: Clinical Consideration in Transport of the Ill and Injury. Aeromedical Transportation-A Clinical Guide, 2nd Edition. Ashgate, England, pp149-161, 2005

22) Martin T, Glanfield M: Chapter 5: The Biodynamics of Flight. Martin T : Aeromedical Transportation-A Clinical Guide, 2nd Edition. Ashgate, England, pp55-62, 2005

23) Miguel A (Chair Medical Editor) : Chapter 1: Weapon effects and war wounds. Emergency War Surgery, 4th United States Revision. The Office of The Surgeon General Borden Institute, Fort Sam Houston, Texas, pp1-16, 2013 (http://www.cs.amedd.army.mil/FileDownloadpublic.aspx?docid=85ed6078-cd5c-4821-a6ee-9040857355c2)

24) Miguel A (Chair Medical Editor) : Chapter 2 : Roles of medical care (United States) . Emergency War Surgery, 4th United States Revision. The Office of The Surgeon General Borden Institute, Fort Sam Houston, Texas, pp17-28, 2013 (http://www.cs.amedd.army.mil/FileDownloadpublic.aspx?docid=1a73495d-1176-4638-9011-9e7f3c6017d8)

25) Miguel A (Chair Medical Editor) : Emergency War Surgery, 4th United States Revision. The Office of The Surgeon General Borden Institute, Fort Sam Houston, Texas, 2013 (http://www.cs.amedd.army.mil/borden/FileDownloadpublic.aspx?docid=80035d1a-f208-473d-993b-6debfb17db91)

26) Montán KL: Chapter 4: Triage. Lennquist S ed.: Medical Responses to Major Incidents and Disasters-A Practical Guide for All Medical Staff. Springer, Berlin, pp63-75, 2012

27) National Association of Emergency Medical Technicians (NAEMT) : Chapter 15: Burn Injuries. Prehospital Trauma Life Support, Military Edition, 8th Edition. Jones & Bartlett Learning, Burlington, pp407-428, 2014

28) National Association of Emergency Medical Technicians (NAEMT) : Chapter 25: Care Under Fire. Prehospital Trauma Life Support, Military Edition, 8th Edition. Jones & Bartlett Learning, Burlington, pp667-679, 2014

29) National Association of Emergency Medical Technicians (NAEMT) : Chapter 26: Tactical Field Care. Prehospital Trauma Life Support, Military Edition, 8th Edition. Jones & Bartlett

Learning, Burlington, pp680-725, 2014

30) National Association of Emergency Medical Technicians (NAEMT) : Chapter 32: Injuries from Explosives. Prehospital Trauma Life Support, Military Edition, 8th Edition. Jones & Bartlett Learning, Burllington, pp780-811, 2014

31) National Association of Emergency Medical Technicians (NAEMT) : Chapter 33: Treatment of Burn Casualties in Tactical Combat Casualty Care. Prehospital Trauma Life Support, Military Edition, 8th Edition. Jones & Bartlett Learning, Burlington, pp812-822, 2014

32) National Association of Emergency Medical Technicians (NAEMT) : TCCC-MP Guidelines and Curriculum (http://www.naemt.org/education/TCCC/guidelines_curriculum)

33) Nessen SC, Lounsbury DE, Hetz SP eds.: Prologue: Trauma System Development and Medical Evacuation in the Combat Theater. War Surgery in Afghanistan and Iraq-A Series of Cases, 2003-2007. the Office of The Surgeon General, Borden Institute, Walter Reed Army Medical Center, Washington, DC, pp1-10, 2008 (http://cameronberg.com/download/war_surgery_in_ afghanistan_and_iraq_ (full) .pdf)

34) Nott DM : Chapter 33: Deployed Field Hospitals in the Twenty-First Century. Ryan JM, Hopperus Buma APCC, Beadling CW, et al. eds.: Conflict and Catastrophe Medicine-A Practical Guide. Springer, London, pp511-529, 2014

35) Pape HC, Peitzman AB, Schwab CW, et al. eds.: Damage Control Management in the Polytrauma Patient. Springer, New York, 2010

36) Perkins JG, Beekley AC: Chapter 4: Damage Control Resuscitation. Savitsky E, Eastridge CB eds.: Combat Casualty Care-Lessons Learned from OEF and OIF. The Office of The Surgeon General Borden Institute, Fort Detrick, pp121-163, 2012

37) Renz EM, Cancio LC: Chapter 12: Acute Burn Care. Savitsky E, Eastridge CB eds.: Combat Casualty Care-Lessons Learned from OEF and OIF. The Office of The Surgeon General Borden Institute, Fort Detrick, pp593-638, 2012 (http://www.cs.amedd.army.mil/borden/book/ccc/ UCLAchp12.pdf)

38) Rozen N, Dudkiewicz I: Wound ballistic and tissue damage. Lerner A, Soudry M eds.: Armed Conflict Injuries to the Extremities-A Treatment Manual. Springer, Berlin, pp21-33, 2011

39) Savitsky E, Eastridge CB eds.: Combat Casualty Care-Lessons Learned from OEF and OIF. The Office of The Surgeon General Borden Institute, Fort Detrick, 2012 (http://www.cs.amedd. army.mil/borden/portlet.aspx?id=a0798abf-8cf0-4af2-9043-86ecd9935057)

40) Tang N, Gerold KB, Carmona R: 13. Tactical and Protective Medicine. Bledsoe GH, Manyak MJ, Townes DA eds.: Expedition and Wilderness Medicine. Cambridge University Press, pp165-173, 2009

41) Tactical Combat Casualty Care and Wound Treatment. U.S. Army Medical Department Center and School, Fort Sam Houston, Texas, 2013 (http://operationalmedicine.org/Army/ MD0554_200.pdf)

42) Wolfson N, Schecter SC: Chapter 19: Amputation in Combat Trauma. Lerner A, Soudry M eds.: Armed Conflict Injuries to the Extremities-A Treatment Manual. Springer, Berlin, pp335-354, 2011

## 付録

## 和文文献

1）防衛省・自衛隊：解説 文民保護（http://www.clearing.mod.go.jp/hakusho_data/2004/2004/html/1633c2.html）

2）防衛省・自衛隊：審議会等関係資料（http://www.mod.go.jp/j/approach/agenda/meeting/materials.html）

3）山蔭道明：Hydroxyethyl starch（HES）製剤の現状と今後の展望．Anesthesia 21 Century 11（1）：38-52, 2009

# 索　引

## 数字

| | |
|---|---|
| 10 の法則 | 62 |
| 3 辺テーピング | 36 |
| 7.5％高張食塩水（HTS） | 41 |
| 9 の法則 | 62, 63 |

## 欧文

### ●A

| | |
|---|---|
| Abdominal Aortic & Junctional Tourniquet （AAJT™） | 29 |
| aeromedical evacuation（AE） | 52 |
| AIREVAC | 69 |
| Artz の基準における重症 | 62 |
| Asherman chest seal™ | 36, 77 |
| AVPU 法 | 50, 61 |

### ●B

| | |
|---|---|
| BIG（Bone Injection Gun） | 37, 38, 90 |
| Blast wave | 16 |
| BM テストキット | 77 |
| burn index | 62 |

### ●C

| | |
|---|---|
| CASEVAC | 52, 69 |
| CELOX™（顆粒） | 29, 30 |
| CELOX™Gause | 31 |
| ChitoGauze® | 31 |
| combat application tourniquet（CAT®） | 24, 72, 78 |
| combat pill case | 46, 47, 50 |
| Combat Ready Clamp（CRoC®） | 29 |
| combat support hospital（CSH） | 10, 43, 65, 76 |
| CombatGauze® | 25, 29, 30, 31, 56 |
| Combitube® | 34 |
| conflagration | 16 |
| CONUS（continental United State） | 10 |
| Cric-Key | 34 |

### Cric-Key テクニック法 ほか

| | |
|---|---|
| Cric-Key テクニック法 | 54 |
| Critical Care Air Transportation Teams （CCATTs） | 69 |
| CUF | 10, 11, 20, 68 |
| CUF における気道確保 | 26 |
| CUF における頸椎保護 | 26 |

### ●D

| | |
|---|---|
| DCAP-BTLS | 71 |
| DCBI | 23, 29, 48 |
| deliberate hypotension | 43 |
| digital intubation（用指気管挿管） | 53 |
| dismounted IED attack | 23 |

### ●E

| | |
|---|---|
| Echelon | 8, 57, 70 |
| emergency and military tourniquet（EMT） | 24 |
| En route care（搬送ケア） | 52, 69 |
| EZ-IO® | 37, 38, 89 |

### ●F

| | |
|---|---|
| FAST1® | 37, 38, 88 |
| FST（forward surgical team） | 10 |

### ●G

| | |
|---|---|
| GCS（Glasgow coma scale） | 71 |

### ●H

| | |
|---|---|
| Heat Reflective Shell（HRS™） | 44, 58 |
| HemCon® | 29, 30 |
| HESPAN®（乳酸リンゲル液に 6％の Hetastarch） | 39, 42 |
| Hetastarch | 41, 42 |
| Hetastarch 分子 | 41 |
| Hydroxyethyl starch（HES）製剤 | 41 |
| hypotensive resuscitation | 43 |
| Hypothermia Prevention and Management Kit™ （HPMK®） | 44, 58 |

### ●I

| | |
|---|---|
| i-gel® | 54 |

## 索引

IOI ................................................ 37

### ●J
JTTR ............................................. 13
JTTS ............................................. 14
Junctional Emergency Treatment Tool
 (JETT™) ..................................... 29

### ●L
Landstuhl Regional Medical Center ......... 10
LMA .............................................. 34
long-term memory .............................. 71
Lund-Browder chart ........................... 63

### ●M
MARCH ........................................... 27
MASCAL .................................... 12, 13
MEDEVAC ................................... 52, 69
MEDEVAC トリアージ ........................ 52
Medical Emergency Rescue Team（MERTs 救
 急救助医療チーム）........................ 58
METT-T ......................................... 71
Mobile ICU ..................................... 69
mounted IED attack .......................... 23

### ●O
ODT（orally disintegrating tablet：口腔内崩壊
 錠）.......................................... 48
OTFC .......................... 48, 49, 50, 51, 61

### ●P
PERL（pupils for equality and reactivity to light）
 ............................................. 71
permissive hypotension ....................... 43
prognostic burn index ........................ 62

### ●Q
QuikClot ACS™ ................................. 30
QuikClot® .................................. 29, 30
QuikClot® 顆粒剤 .............................. 29

### ●R
Ready-Heat™ Blanket ..................... 44, 58
Role .......................................... 8, 76

### ●S
S-CAB ........................................... 27
SAM® Junctional Tourniquet（SJT）...... 29, 80
SAMPLE history ................................ 71

### ●T
TCCC カード .................................... 66
TEC ...................................... 10, 11, 52, 68
TFC ........................... 10, 11, 27, 46, 52, 68
the SOF® tactical tourniquet（SOF®TT）...... 24
tolerating relative hypotension .............. 43

### ●W
WDMET 研究 ............................... 12, 14
WoundStat™ ............................... 29, 30
WoundStat™（顆粒）...................... 29, 30

### ●Z
zero casualty：ゼロカジュアリティ .......... 11

## 和文

### ●あ
アスピリン ...................................... 47
アセトアミノフェン ........................... 47
アベロックス® ................................. 51
一方向弁付胸部シール ......................... 36
一般救急医療 ................................... 12
衣服引きずり法 ................................. 22

### ●い
イブプロフェン（ロキソニン®、ブルフェン®）
 ............................................. 47
医療設備遠征隊（expeditionary medical
 facility）.................................... 76

### ●え
衛生科隊員 ...................................... 11
エルタペネム .............................. 50, 62
遠心加速 ........................................ 61
エントノックス ................................. 65

### ●お
オンダンセトロン（ゾフラン®）............. 48, 62

## ●か

外傷性切断肢 …………………………… 29
回復体位 …………………………… 33, 53
開放空間 …………………………… 15
開放性気胸 (sucking chest wound) ……… 36, 54
開放性胸部損傷 …………………… 34
下顎挙上法 …………………… 33, 53, 54
下顎骨折 (flail mandible) …………… 32
カプノグラフィー (呼気炭酸ガス分圧計) ……60
眼球保護 (eye shield) …………… 46

## ●き

希釈性凝固障害 …………………… 42, 44
救急止血帯 MAT レスポンダー ……… 24, 79
胸腔ドレナージ (胸腔チューブ) ……… 35
筋注モルヒネ自己注射 …………… 77
緊張性気胸 ………… 35, 36, 51, 54, 55

## ●く

クリスタロイド液 (乳酸リンゲル液もしくは生
理食塩水) …………………… 39

## ●け

経口エアウェイ …………………… 33
経口挿管 …………………… 54
携帯型ウォーマー …………… 58
経鼻エアウェイ …………… 33, 53
外科的気道確保 …………… 34, 54
ケタミン (ケタラール®) …… 47, 48, 49, 50, 62
ケタミン投与 …………… 61
結合部タニケット …………… 28, 56
血漿増量剤 Hextend® …………… 32
血流遮断時間 …………… 56

## ●こ

高度と酸素飽和度の関係 …………… 60
高爆発兵器 …………… 17
コロイド液 …………… 39
コンパートメント症候群 …………… 65

## ●さ

サイリウムスティック …………… 77
サッキング胸部損傷 (胸部吸込創) …………… 54
サッキング損傷 …………… 34

## ●さ (続き)

サムスプリント® …………… 72
サリンヘス® …………… 42
酸素解離曲線 …………… 46, 47
酸素投与 …………… 36

## ●し

止血用資材 …………… 25
自然災害医療対応 …………… 12
終末呼気炭酸ガス分圧測定器 …………… 57
手掌法 …………… 64
出血性ショック …………… 38
ジュネーブ四条約 …………… 51, 52
循環低容量性ショック …………… 49
傷病者撤収 …………… 68
消防士担ぎ法 …………… 20
ショック外傷小隊 (shock trauma platoon) …76
ショックパンツ (pneumatic antishock garment：
PASG) …………… 64
心肺蘇生術 (CPR) …………… 51

## ●す

頭蓋内圧亢進 …………… 60

## ●せ

生物的動力的生体力学 …………… 61
声門上エアウェイ …………… 34, 54
背負い法 …………… 21
切迫脳ヘルニア …………… 56
セフォテタン …………… 49
セフォテタン 2g 静注 …………… 62
前後担ぎ法 …………… 22
戦術的撤収 …………… 68
戦傷医療 …………… 12
戦場医療救護所 (battle aid station) …………… 76
戦傷外傷救命処置 (battlefield advanced trauma
life support：BATLS) …………… 59
線状加速 …………… 60, 61
戦傷傷病者治療戦略 (tactical combat casualty
care：TCCC) …………… 8, 9, 52, 72
戦場の初期対応者 (battlefield first responder)
…………… 9
前線蘇生外科システム (forward resuscitative
surgical system) …………… 76

## 索引

穿通性眼外傷 …………………………… 46, 60
穿通性頭部外傷 ………………………………… 56
専門的救命処置 (dedicated life support) …… 17
戦略的撤収 ……………………………………… 68

### ●そ
蘇生輸液の選択 ………………………………… 56
即興爆発装置 (improvised explosive devices：
　IED) ……………………………………… 23, 49

### ●た
第2肋間鎖骨中線 (2ICS MCL) ………… 35, 54
第4、第5肋間前腋窩線 ………………………… 54
第5肋間前腋窩線 ……………………………… 35
第一線救護衛生員 ……………………………… 11
タニケット ……………………… 24, 28, 29, 55, 56
タニケットの使用 ……………………………… 25
ダメージコントロール外科 …………………… 59
ダメージコントロール手術 …………………… 59
ダメージコントロール戦略 …………………… 60
ダメージコントロール蘇生 (damage control
　resuscitation：DCR) ………………… 58, 59

### ●ち
中腋窩線の第3ないし第4肋間 ……………… 35
直接圧迫止血 …………………………………… 31
鎮痛薬 …………………………………… 48, 50

### ●て
低・高爆発即興爆発装置 ……………………… 17
低血圧 …………………………………………… 44
低血圧蘇生 ……………………………………… 43
低酸素症 ………………………………………… 44
低体温 …………………………………………… 44
低炭酸ガス血症 ………………………………… 44
デキストラン …………………………………… 41
敵兵 ……………………………………………… 51

### ●と
疼痛 ……………………………………………… 47
頭部外傷 ………………………………………… 44
頭部後屈顎先挙上法 ……………………… 33, 53, 54
トラネキサム酸 (tranexamic acid：TXA)
　……………………………………………… 32, 56

トランサミン …………………………………… 29
鈍的あるいは鋭的頭部外傷 …………………… 44

### ●な
ナロキソン ……………………………………… 48

### ●に
二手席担ぎ法 …………………………………… 22

### ●ね
熱傷ショック …………………………………… 64
熱傷深度 ………………………………………… 63
熱傷面積 (total body surface area：TBSA) ·· 62
寝袋 ……………………………………………… 58

### ●の
脳灌流圧 ………………………………………… 43

### ●は
爆風損傷 ………………………………………… 15
パルスオキシメーター …………… 46, 54, 55, 60
搬送治療チーム (En rout care team) ……… 76
バートン包帯 …………………………… 32, 33

### ●ひ
非ステロイド性抗炎症薬 (non-steroidal anti-
　inflammatory drugs：NSAIDs) ………… 32, 47
ビデオ喉頭鏡 …………………………………… 53
一人支援担ぎ法 ………………………………… 21
病院船 (hospital ship [currently the USNS
　Mercy and USNS comfort]) ……………… 76

### ●ふ
防ぎ得た死亡 (preventable death) ……… 9, 24
二人担ぎ法 ……………………………………… 21
二人支援担ぎ法 ………………………………… 21
フルオロキノロン ……………………………… 50
プロメタジン (抗ヒスタミン剤：ヒベルナ®)
　……………………………………………… 48, 62
文民保護標章 …………………………………… 52

### ●へ
米国の戦傷登録 (the combat trauma registry：
　CTR) ……………………………………… 24
閉鎖空間 ………………………………………… 15
ヘスパンダー® …………………………………… 42

索 引

ベンジルペニシリン ……………………………49
ベンゾジアゼピン（筋注、静注、骨髄注、注腸）
　……………………………………………………44
弁付胸部シール ………………………… 34, 36

● ほ
ボイルの法則 ……………………………………54
防衛省コンバットメディカルコントロール
　（CMC）……………………………………………18
棒付トローチ剤（lollipop）…………………61
暴動鎮圧ガス（2-chlobenzenalmalononitrile：
　CS）………………………………………………72
補助的酸素療法 ………………………… 36, 55
ポンチョタイプインナー ……………………58

● め
メロキシカム（モービック®）………………47

● も
モキシフロキサシン（アベロックス®）…50, 62

モルヒネ ………………………………… 47, 49
モルヒネ静注 ……………………………………62

● ゆ
輸液戦略 …………………………………………58
輸液蘇生戦略 ……………………………………42
輸液に関する TCCC の推奨 ………………40

● よ
四手席担ぎ法 ……………………………………22

● り
留置針 ……………………………………………37
留置針の太さによる輸液量の違い ………37
リュック紐担ぎ法 ……………………………21
輪状甲状靭帯切開 ………………34, 54, 83, 84

● れ
レスピロテック …………………………………55

JCOPY 88002-769

*99*

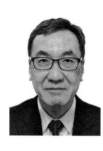

《著者紹介》

佐々木　勝（SASAKI MASARU）

内閣官房参与
東京都保健医療公社 副理事長
【専門】 救急医学，災害医学
【資格】 日本救急医学会 専門医・指導医，日本外傷学会 専門医，日本脳神経外科学会
　　　　専門医，ICD，産業医
【おもな著書】 3訂 救急隊員のための救急活動Q&A，東京法令出版，2007
　　　　　　 医療従事者のための 災害対応アプローチガイド，新興医学出版社，2010
　　　　　　 さくさくトリアージ 救急外来『ポケットマニュアル』，東京法令出版，2010
　　　　　　 病院のBCP 災害時の医療継続のために，新興医学出版社，2014
　　　　　　 ［改訂版］医療従事者のための災害対応アプローチガイド，新興医学出版社，2015

Ⓒ 2017　　　　　　　　　　　　　　　　　　　　　　　　　第1版発行　2017年1月5日

## 前線医療の処置マニュアル （定価はカバーに表示してあります）

| 検印省略 | 著　者　　佐々木　　勝 |
| --- | --- |
|  | 発行者　　　　林　　峰子 |
|  | 発行所　　株式会社 新興医学出版社 |
|  | 〒113-0033　東京都文京区本郷6丁目26番8号 |
|  | 電話　03(3816)2853　　FAX　03(3816)2895 |

印刷　株式会社 藤美社　　ISBN978-4-88002-769-2　　郵便振替　00120-8-191625

・本書の複製権・翻訳権・上映権・譲渡権・公衆送信権（送信可能化権を含む）は株式会社
　新興医学出版社が保有します。
・本書を無断で複製する行為，（コピー，スキャン，デジタルデータ化など）は，著作権法上
　での限られた例外（「私的使用のための複製」など）を除き禁じられています。研究活動，
　診療を含み業務上使用する目的で上記の行為を行うことは大学，病院，企業などにおける
　内部的な利用であっても，私的使用には該当せず，違法です。また，私的使用のためであ
　っても，代行業者等の第三者に依頼して上記の行為を行うことは違法となります。
・JCOPY 〈出版者著作権管理機構 委託出版物〉
　本書の無断複製は著作権法上での例外を除き禁じられています。複製される場合は，その
　つど事前に，出版者著作権管理機構（電話 03-3513-6969，FAX 03-3513-6979，e-mail：
　info@jcopy.or.jp）の許諾を得てください。